Kompendium Phytopharmaka

mmi
Wissen für die Gesundheit

Einige aktuelle Qualitätskriterien für Phytopharmaka praxisgerecht und mit zahlreichen Verordnungsbeispielen aufbereitet.

IMPRESSUM

Herausgeber:	Prof. Dr. med. Volker Fintelmann
Redaktion:	Dr. Marcela Ullmann, München
Gestaltung:	www.designbuero-grafics.de
Bildquellen:	Titelbild: www.scx.hu, Editorial: privat, Seiten 11, 14, 22, 25, 30, 35, 46, 56: Dr. Willmar Schwabe GmbH & Co. KG, Willmar-Schwabe-Straße 4, 76227 Karlsruhe Seiten 16, 40, 42, 78: www.fotolia.com Seiten 38, 44, 50, 52, 62, 65, 68, 70, 76, 82, 84: Komitee Forschung Naturmedizin e.V. (KFN e.V.), Marienplatz 3, 80331 München Seiten 48, 54, 58: Klosterfrau Healthcare Group, Gereonsmühlengasse 1-11, 50670 Köln Seite 74: Bionorica AG, Kerschensteinerstraße 11–15, 92318 Neumarkt/Opf. Seite 80: Cassella-med GmbH & Co. KG, Gereonsmühlengasse 1, 50670 Köln
Druck:	Parzeller Druck- und Mediendienstleistungen GmbH & Co. KG 6. komplett überarbeitete und erweiterte Auflage 2008.

mmi
Wissen für die Gesundheit

Medizinische Medien Informations GmbH
Am Forsthaus Gravenbruch 7
63263 Neu-Isenburg
www.mmi.de

Bibliografische Informationen Der Deutschen Bibliothek
Die Deutsche Bibliothek verzeichnet diese Publikation in der Deutschen Nationalbibliografie; detaillierte bibliografische Daten sind im Internet über **http://dnb.ddb.de** abrufbar.

ISBN-13: 978-3-87360-012-6

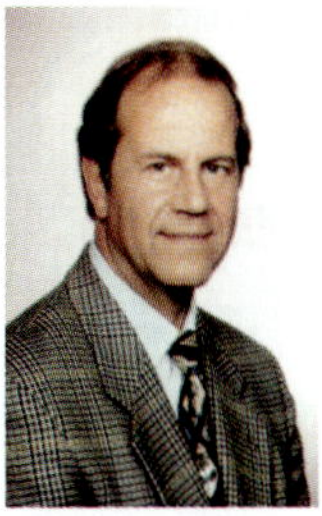

Prof. Dr. med.
Volker Fintelmann

Mit der 6. Auflage erscheint das Kompendium Phytopharmaka erneut ergänzt und aktualisiert. Sein Anliegen aber bleibt unverändert: die Grundlagen einer rationalen, d.h. wissenschaftlich begründeten und entsprechend dokumentierten Phytotherapie darzustellen und auf die ihr entsprechenden Arzneimittel, die Phytopharmaka, hinzuweisen.

Es ist mein intensives Anliegen, diesen Arzneimittelschatz für Patienten und Verordner wachzuhalten und ihre Vorzüge und Besonderheiten gegenüber den heute dominanten Synthetika herauszustellen. Es gibt viele Indikationen, für welche Phytopharmaka Mittel der 1. Wahl sind, und nicht zuletzt sind es Kinder und alte Menschen, bei denen Phytopharmaka aufgrund ihrer guten Verträglichkeit grundsätzlich bevorzugt werden sollten.

Im Gegensatz zu vielen, vor allem sogenannten innovativen Synthetika stützen sich Phytopharmaka nicht ausschließlich auf externe Evidenz durch moderne Studien, sondern zusätzlich auf eine lange interne Evidenz, d.h. ärztliche Erfahrung. Ihre Wirksamkeit ist so im doppelten Sinne belegt und ihre Verordnung stärker individualisiert. Ihre auffällige Verträglichkeit stützt sich auf Jahrhunderte alte Adaption der menschlichen Biotransformation. Das begründet auch ihre besondere Eignung zur Langzeit- oder Daueranwendung und unterstreicht ihren präventiven Charakter.

Neu eingefügt wurden zwei Kapitel: Prof. Dr. Frank Runkel erläutert die Phytopharmaka-Herstellung, PD Dr. med. Klaus Linde gibt eine Übersicht über die Wirksamkeitsbelege für Phytopharmaka. Das Autorenteam wurde so um zwei auf ihrem Gebiet jeweils besonders erfahrene Experten erweitert.

Es gibt sehr viele Fachveröffentlichungen zur Phytotherapie. Dieses Kompendium versteht sich als Extrakt daraus, um dem Arzt oder beratenden Apotheker eine rasche Entscheidungshilfe zu geben, bei welchen Indikationen er welche Arzneimittel in welcher Dosierung und unter Beachtung von Nebenwirkungen, Kontraindikationen und Interaktionen seinen Patienten oder Rat suchenden Kunden empfehlen kann. Möge es diesen Verwendungszweck wie bisher erfüllen.

Prof. Dr. med. Volker Fintelmann

INHALT

* Hinweis: Die im allgemeinen Teil beschriebenen Merkmale gelten für alle als Beispiele angeführten Präparate. Darüber hinaus gehende Angaben z.B. zu Nebenwirkungen sind jeweils dem Beipackzettel des einzelnen Präparates zu entnehmen.

Sind moderne Phytopharmaka besondere Arzneimittel?

Phytopharmaka weisen im Vergleich zu anderen Arzneimitteln einige Besonderheiten auf:

■ Sie sind ausschließlich Zubereitungen aus Pflanzen oder Pflanzenteilen. Isolierte Einzelstoffe – auch wenn sie pflanzlichen Ursprungs sind – zählen nicht zu dieser Präparategruppe.

■ Sie sind daher – Mono- sowie Kombinationspräparate – immer natürliche Vielstoffgemische. Entgegen landläufiger Annahme steht diese Tatsache jedoch nicht einer rationalen Beurteilung solcher Präparate im Weg. Sowohl für die pharmakologische Bewertung als auch für die wissenschaftliche Überprüfung der Wirksamkeit gilt nämlich der konkrete Extrakt als Wirkstoff und kann entsprechend dem Stand des Wissens genauso untersucht werden wie eine synthetisch hergestellte Arzneisubstanz.

■ Aus den meisten Heilpflanzen können grundsätzlich Präparate mit sehr unterschiedlichen Eigenschaften hergestellt werden. Unter den Produkten, die als Arzneimittel verkehrsfähig sind und die pflanzliche Wirkstoffe enthalten, gibt es (nach Zulassungs- bzw. Registrierungsstatus) folgende Kategorien:

- Homöopathische Arzneimittel mit Registrierung oder Zulassung
- Tees und Teemischungen mit Standardzulassung
- Anthroposophische Arzneimittel mit Registrierung
- „Traditionelle Arzneimittel“ auf der Basis tradierten Wissens nach § 109a AMG
- Traditionelle Arzneimittel, die nach der Richtlinie 2001/83/EG (d.h. nach § 39 a-d AMG) zugelassen wurden
- Arzneimittel, deren Zulassung nach den §§ 21-24 AMG bzw. § 105 AMG erteilt wurde

Der unterschiedliche Zulassungsstatus bedingt nicht nur erhebliche pharmazeutische Unterschiede, sondern auch eine zum Teil dramatisch unterschiedliche Dosierung.

■ Das konkrete Wirkprofil eines Präparats wird von vielen Faktoren beeinflusst. Zunächst hängt es von der Qualität der Droge ab, die je nach Standort und Erntezeitpunkt stark schwanken kann (siehe S. 8).

Eine entscheidende Rolle spielt aber auch die Auswahl des Extraktionsmittels sowie das konkrete Herstellungsverfahren (siehe S. 13). Für die Wirksamkeit sind außerdem die Dosierung und die galenische Form des konkreten Präparates maßgeblich. Alle diese Variablen tragen dazu bei, dass Phytopharmaka prinzipiell nicht generikafähig sind. Nicht Johanniskraut oder Kamille sind daher bei bestimmten Indikationen wirksam, sondern nur konkrete, entsprechend dokumentierte Fertigarzneimittel bzw. Zubereitungen aus diesen Heilpflanzen. Bei der fachlichen Beurteilung der Qualität und Wirksamkeit eines Phytopharmakons steht deshalb nicht die Ausgangspflanze, sondern der jeweilige Extrakt im Fokus.

■ Trotz der Unterschiede, die Extrakte aus der gleichen Droge untereinander aufweisen können, gibt es bei modernen Phytopharmaka kaum Probleme, durch Standardisierung für einen definierten Extrakt eine durchgängige Qualität zu sichern. Reproduzierbare, rationale Bedingungen, unter denen renommierte Phytopharmakahersteller heute produzieren, erfüllen vergleichbare

Standards wie die chemisch-synthetischer Medikamente.

■ Für die Anwendung von Phytopharmaka bedeutet es, dass nur dort die gleichen therapeutischen Effekte erwartet werden können, wo das gleiche Präparat bzw. der gleiche Extrakt in vergleichbarer Galenik und Dosierung appliziert wird. Wechselt man dagegen das Präparat und wählt eines, das einen anderen Extrakt enthält, muss man – auch wenn es sich um eine Zubereitung aus der gleichen Droge handelt – mit zum Teil erheblichen Unterschieden im Wirkprofil rechnen. Das macht Transparenz zu einem wichtigen Qualitätskriterium bei pflanzlichen Medikamenten.

■ Die Beschreibung eines Phytopharmakons sollte daher stets eine genaue Information zum verwendeten Extrakt enthalten: verwendete Pflanzenteile, Droge-Extrakt-Verhältnis (DEV) und das Extraktionsmittel. Allgemeine Angaben, die lediglich die Droge bzw. ihre Teile erfassen, haben keine ausreichende Aussagekraft. Vor allem Laien assoziieren oft Phytopharmaka ausschließlich mit einer bestimmten Heilpflanze und realisieren nicht die Bedeutung des jeweils konkreten Präparats. Das hängt mit der langen Geschichte dieser Arzneimittel zusammen.

■ In der älteren Literatur war es nicht üblich, Erkenntnisse, die durch die Beobachtung bei Anwendungen bestimmter Drogenzubereitungen gemacht wurden, klar definierten Extrakten zuzuordnen. Dem Stand des Wissens entsprach es vielmehr, die Aussagen auf die Pflanze allgemein zu beziehen oder sie höchstens bestimmten Pflanzenteilen zuzuordnen. Erst die moderne Phytopharmaka-Forschung ging – nicht zuletzt dank der gewaltigen Entwicklung der analytischen Möglichkeiten – zu einer differenzierteren Betrachtungsweise dieser Medikamente über.

■ Die Extrakt-bezogene Betrachtungsweise ist inzwischen Standard geworden. In den letzten Jahrzehnten konnten so wesentliche neue Erkenntnisse gewonnen werden, die Phytopharmaka zu zeitgemäßen therapeutischen Optionen machen. In zahlreichen in vitro- und in vivo-Experimenten wurden die Wirkungen unterschiedlicher Extrakte untersucht und miteinander verglichen bzw. im Vergleich zu chemischen Substanzen geprüft. Für viele Präparate liegen außerdem originäre Daten zur klinischen Wirksamkeit vor (siehe S. 15). Diese Erkenntnisse bilden die wissenschaftliche Basis des vorliegenden Kompendium Phytopharmaka. ■

Phytopharmaka in Deutschland

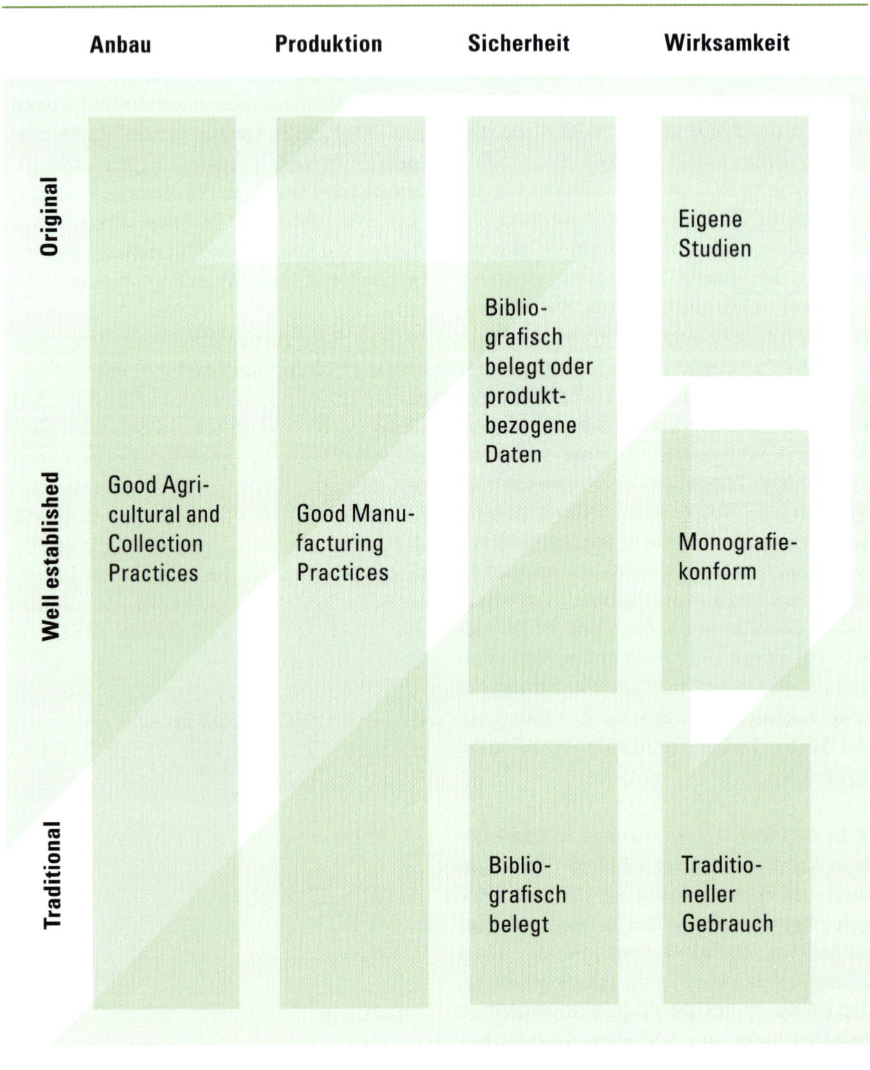

Quelle: KFN

Qualität von Heilpflanzen und Arzneidrogen

Die Qualität von Heilpflanzen und Arzneidrogen ist die Basis für eine rationale Phytotherapie, da nur bei verlässlicher und reproduzierbarer Qualität auch von einer reproduzierbaren Wirkung ausgegangen werden kann.

Bei pflanzlichen Arzneimitteln ist es vorgeschrieben, dass das Ausgangsmaterial Arzneibuchqualität haben muss. In Deutschland werden die diesbezüglichen Anforderungen durch die Arzneimittelprüfrichtlinien nach § 26 AMG geregelt, auf europäischer Ebene durch die Guideline on Quality of Herbal Medicinal Products/Traditional Herbal Medicinal Products (CPMP/QWP/2819/00 Rev. 1; 30.3.2006) und die Guideline on Specifications: Test procedures and Acceptance Criteria for Herbal Substances, Herbal Substances Preparations and Herbal Medicinal Products/Traditional Herbal Medicinal Products (CPMP/QWP/2820/00 Rev. 1; 30.3.2006).

Laut Arzneimittelgesetz (AMG 76, § 4, 15) wird „Qualität" definiert als der Zustand eines Arzneimittels, der bestimmt wird durch Identität, Reinheit, Gehalt und andere chemische, physikalische oder biologische Eigenschaften. Diesen Vorgaben folgen auch die Monographien der Arzneibücher, in denen die entsprechenden Prüfvorschriften spezifisch für jede Arzneidroge fixiert sind. Außerdem enthält das Europäische Arzneibuch eine Monographie „Pflanzliche Drogen", in der gewisse allgemeine Anforderungen definiert sind.

Es ist nahe liegend, dass Arzneipflanzen aus dem kontrollierten Anbau eine verlässlichere Qualität besitzen, als Arzneidrogen aus der Wildsammlung. Daher werden große Anstrengungen unternommen, um Arzneipflanzen dem kontrollierten Anbau zuzuführen. In Europa werden auf ca. 70.000 ha Arzneipflanzen angebaut, davon ca. 7.500 ha in Deutschland. Hinzu kommen große Anbauflächen in Übersee, z.B. in China und Südamerika.

Es ist andererseits ein Faktum, dass sich nicht alle Arzneipflanzen kultivieren lassen, und Anbauware in der Regel teurer ist als Ware aus der Wildsammlung. Daher wird auch in absehbarer Zukunft Ware aus Wildsammlung verwendet werden. Mit diesen natürlichen Ressourcen sollte allerdings schonend umgegangen werden, um den Bestand nicht zu gefährden. Die Qualitätsanforderungen an diesen ersten Schritt der Gewinnung sind in der Guideline on Good Agricultural and Collection Practice (GACP) for starting materials of herbal origin (EMEA/HMPC/246816/2005; 20.2.2006) niedergelegt.

Grundsätzlich wird die Qualität von Heilpflanzen und Arzneidrogen durch folgende Parameter definiert:

- Klare wissenschaftliche Definition
- Identitätsnachweis
- Reinheit und
- Gehalt.

Eine klare wissenschaftliche Definition schließt den lateinischen Pflanzennamen und die Bezeichnung des verwendeten Pflanzenteils ein. Soweit es sich um Arzneibuchdrogen handelt, ist/sind mit der Drogenbezeichnung bereits auch die

Stammpflanze(n) definiert. Die Identitätsprüfung der Heilpflanzen und Arzneidrogen erfolgt anhand der makroskopischen und mikroskopischen Merkmale. Zusätzliche Tests, wie histochemische Reaktionen und dünnschichtchromatographische Fingerprintanalyse, sind häufig ebenfalls vorgeschrieben. Sie erlauben eine Identifizierung auf der Basis der enthaltenen Inhaltsstoffe.

Bei den Reinheitsprüfungen werden neben der Prüfung auf Verfälschungen u.a. der Feuchtigkeitsgehalt, der Veraschungsrückstand und die mikrobiologische Reinheit bestimmt. Es gelten die entsprechenden Anforderungen des Europäischen Arzneibuches (Ph. Eur.). Bezüglich der mikrobiellen Qualität treffen für pflanzliche Arzneidrogen die Kategorien 4A und 4B der Ph. Eur. zu. Die Kategorie 4A beschreibt pflanzliche Arzneimittel, denen vor der Anwendung siedendes Wasser zugesetzt wird (Teedrogen) und Kategorie 4B andere pflanzliche Arzneimittel.

Für eine Reihe von Arzneidrogen muss die Menge der mit bestimmten Lösungsmitteln extrahierbaren Stoffe angegeben werden. Außerdem dürfen in Arzneidrogen keine toxischen Mengen an „fremden Bestandteilen", wie Schwermetalle, Pflanzenschutzmittelrückstände und Aflatoxine enthalten sein. Die derzeitig geltenden Grenzwerte für Schwermetalle basieren auf einer BMG-Empfehlung und betragen für

- Blei max. 5,0 ppm,
- Cadmium max. 0,2 ppm und
- Quecksilber max. 0,1 ppm.

Sie erscheinen in vielen Fällen als zu niedrig, da eine Reihe von Pflanzen Schwermetalle anreichert. So gelten bereits jetzt Ausnahmen für Leinsamen, Weißdorn und Schafgarbe (jeweils max. 0,3 ppm Cd) sowie Birkenblätter, Johanniskraut, Weidenrinde und Stechpalme (max. 0,5 ppm Cd).

Aus der Belastung mit Schimmelpilzen, insbesondere mit Aspergillus flavus, kann sich eine Kontamination der Pflanzen bzw. Drogen mit Schimmelpilzgiften ergeben. Da bekannt ist, dass die so genannten Aflatoxine lebertoxisch sind, wurde vom Bundesgesundheitsministerium eine spezielle Verordnung für Arzneimittel pflanzlichen oder tierischen Ursprungs erlassen. Die Grenzwerte betragen für

- Aflatoxin B1 max. 2 µg/kg
- Aflatoxine B1, B2, G1, G2 max. 4 µg/kg
- Aflatoxin M1 max. 0,05 µg/kg.

Die praktische Erfahrung zeigt allerdings, dass eine Aflatoxin-Belastung bei pflanzlichen Arzneidrogen nur sehr selten vorkommt. Für ein anderes Pilzgift, Ochratoxin A, existiert bisher nur eine Verordnung mit Höchstgehalten für Lebensmittel (EG; Nr. 466/2001). Es wird eine Aufnahme von < 5 ng/kg Körpergewicht/Tag empfohlen. Dieser Grenzwert sollte auch bei Heilpflanzen und Arzneidrogen eingehalten werden.

Seit dem Reaktorunfall in Tschernobyl ist die Testung von Arzneidrogen auf radioaktive Kontamination bedeutsam geworden, insbesondere dann, wenn die Pflanzen aus osteuropäischen Ländern stammen. Gemäß den europäischen Regelungen sind Untersuchungen allerdings für pflanzliche Arzneimittel nicht obligatorisch und liegen in der Verantwortung des Herstellers.

Für viele pflanzliche Arzneidrogen ist im Arzneibuch eine Gehaltsbestimmung relevanter Inhaltsstoffe vorgeschrieben. Hierbei kann es sich um Gruppenbestimmungen handeln (zum Beispiel Gehalt an ätherischem Öl in Kamillenblüten oder Gehalt an Flavonoiden in Birkenblättern) oder um die Bestimmung konkreter einzelner Inhaltsstoffe (zum Beispiel Gehalt an Atropin in Belladonnablättern). Teilweise sind auch biologische Wirkwertbestimmungen vorgeschrieben, zum Beispiel bei Digitalisblättern. Spezielle Bestimmungsmethoden gelten für Schleimstoffdrogen, bei denen die Quellungszahl bestimmt wird, und für Bitterstoffdrogen, bei denen der Bitterwert ermittelt werden muss. Hinsichtlich des Gehalts muss selbstverständlich auch auf ausreichende Lagerstabilität geachtet werden. Die Lagerung von Arzneidrogen sollte generell unter Lichtausschluss erfolgen.

An Arzneidrogen und Heilpflanzen wird vom Gesetzgeber eine Vielzahl an Qualitätsanforderungen gestellt. Sie erfordern einen erheblichen Prüfaufwand, gewährleisten aber eine verlässliche therapeutische Wirksamkeit und die Arzneimittelsicherheit. Sie sind damit die Basis für eine rationale Phytotherapie.

Prof. Dr. Rudolf Bauer

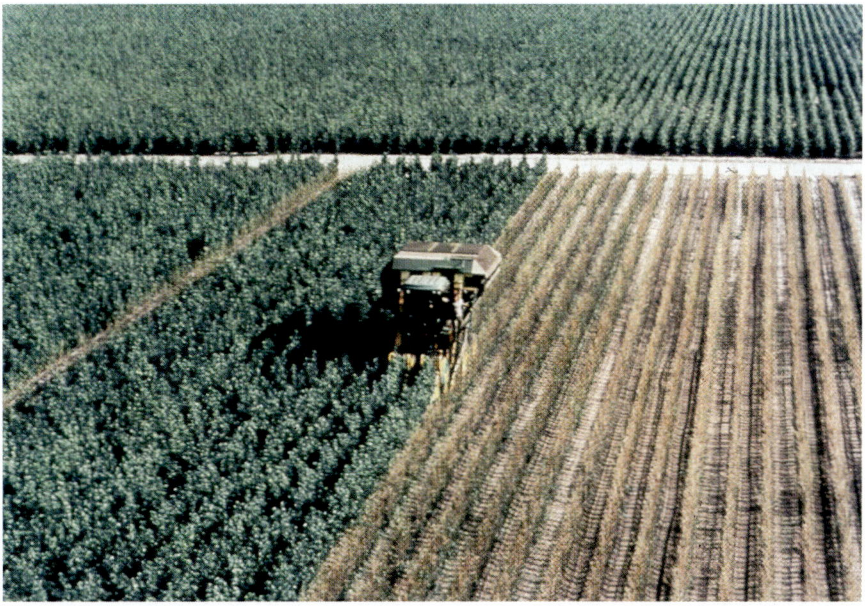

Phytopharmaka-Herstellung: Der Extrakt ist der Wirkstoff

Zur Herstellung von Zubereitungen werden pflanzliche Drogen folgenden Verfahren unterzogen:

- Extraktion
- Destillation
- Pressung
- Fraktionierung
- Reinigung
- Anreicherung
- Fermentation

Zu den Zubereitungen aus pflanzlichen Drogen zählen

- fein zerkleinerte oder pulverisierte pflanzliche Drogen,
- Tinkturen,
- Extrakte,
- ätherische Öle,
- Presssäfte,
- verarbeitete Ausscheidungen.

(Die Vielfalt von pflanzlichen Zubereitungen wird in der nebenstehenden Abbildung wiedergegeben.)

Die Definitionen entsprechen auch den beiden Monographien „Pflanzliche Drogen" und „Zubereitungen aus pflanzlichen Drogen" des Europäischen Arzneibuches (Pharmacopoea Europaea).

Wie die Abbildung weiter zeigt, weisen Phytopharmaka einige Besonderheiten auf, die sie von chemisch definierten Arzneistoffen deutlich unterscheiden. Vor allem besitzen sie eine enorme Variabilität und Komplexität.

Die häufigste Verarbeitungsform in Fertigarzneimitteln stellt der Extrakt dar. Bei pflanzlichen Extrakten handelt es sich stets um Vielstoffgemische.
Das Spektrum der Inhaltsstoffe, das einzelne Vielstoffgemische aus der gleichen Heilpflanze jeweils aufweisen, kann sich stark unterscheiden. Das gilt nicht nur dort, wo zwei Extrakte zwar aus der gleichen Droge, aber von verschiedenen Herstellern nach unterschiedlichen Verfahren zubereitet wurden, sondern auch bei verschiedenen Chargen des gleichen Herstellers, die gewissen natürlichen Schwankungen unterliegen.

Begründbar ist die Inkonformität also zum einen durch den natürlichen Ursprung der Rohstoffe (siehe S. 9), zum anderen durch Unterschiede im Herstellungsprozess eines Extraktes. Sie sind auch dann gegeben, wenn die Variationen zwischen einzelnen Herstellern sehr gering ausfallen.

Die Variabilität, die sich aus dem natürlichen Ursprung des Rohstoffs ergibt kann

- intraindividuell,
- ontogenetisch,
- genetisch,
- klimatisch,
- diurnal oder
- edaphisch

bedingt sein.

Einen genauso großen Einfluss auf die Qualität eines pflanzlichen Arzneimittels wie die Drogenqualität hat auch die Art des Aufbereitungsprozesses. So sind Anbauort, Erntezeitpunkt oder die Bedingungen, unter denen Drogen jeweils verarbeitet werden, wie deren Trocknung oder Lagerung von großer Wichtigkeit für die Eigenschaften des pflanzlichen Endprodukts. Die entscheidende Bedeutung für das Inhaltsstoffmuster eines pflanzlichen Extraktes hat aber das Extraktionsverfahren.

Das komplexe Inhaltsstoffmuster, das jeder Extrakt individuell aufweist, ist auch der Grund, warum man bei pflanzlichen Arzneimitteln stets den Extrakt als Ganzes, als den Wirkstoff, betrachten muss. Sein Gehalt in einer konkreten Arzneiform gilt somit als der Wirkstoffgehalt.

Um die pflanzlichen Extrakte genauer zu charakterisieren, werden sie heute in unterschiedliche Kategorien eingeteilt, die jeweils mit unterschiedlichen Methoden bestimmbar sind:

■ 1. Standardisierte Extrakte werden auf einen vorgegebenen Gehalt an Inhaltsstoffen mit bekannter therapeutischer Aktivität innerhalb eines akzeptierbaren Intervalls eingestellt. Standardisierung wird durch Einstellung der Extrakte mit inertem Material oder durch Verschneiden von Extraktchargen mit unterschiedlichem Gehalt durchgeführt.

Extrakte dieser Klasse enthalten Inhaltsstoffe oder Gruppen mit einer bekannten und wissenschaftlich dokumentierten therapeutischen Aktivität, die wesentlich für die Wirkung verantwortlich zeichnen.

■ 2. Quantifizierte Extrakte werden auf einen definierten Bereich von Inhaltsstoffen eingestellt. Diese Einstellungen werden durch Verschneiden verschiedener Extraktchargen erreicht.

Extrakte dieser Klasse enthalten chemisch definierte Inhaltsstoffe oder Gruppen, die

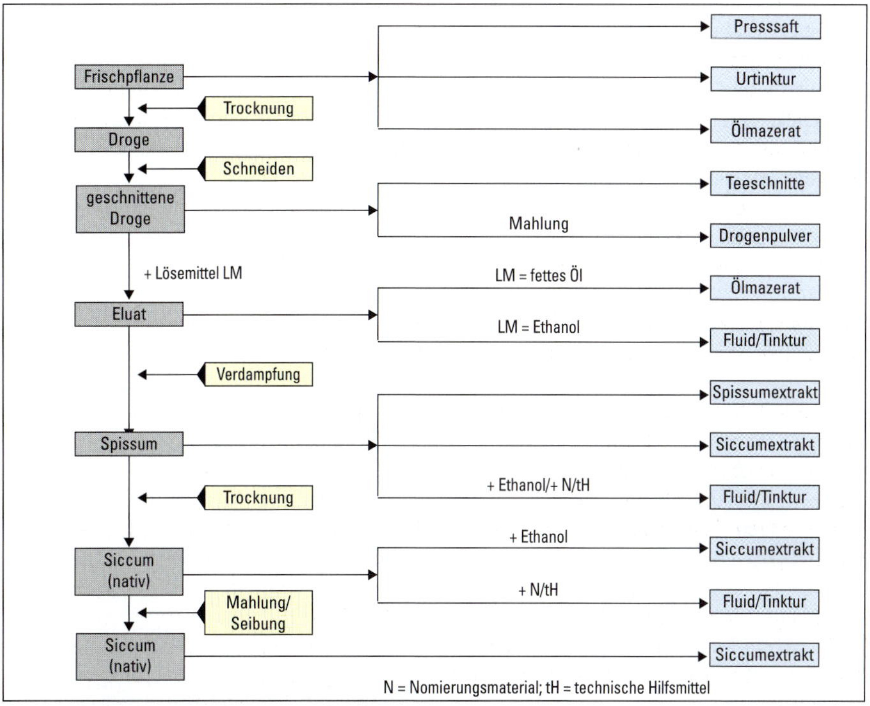

Technische Herstellungsverfahren von Phytopharmaka (nach Gaedcke, 1991)

bekannte pharmakologische Eigenschaften besitzen und einen Beitrag zur Wirkung leisten.

■ 3. Andere Extrakte werden im Wesentlichen durch den Herstellungsprozess definiert. Die Definition bezieht sich beispielsweise auf den Zustand des pflanzlichen oder tierischen Materials, das Extraktionsmittel, die Extraktionsbedingungen usw.
Bei Extrakten dieser Klasse sind die für die Wirkung verantwortlichen Substanzen nicht bekannt. Eine Einstellung auf drogenspezifische Leitsubstanzen ist daher anzustreben.

Anhand dieser Klassifizierung kann man den Stand der wissenschaftlichen Erkenntnis in diesem Segment schnell überblicken. Zusätzlich dient die Einteilung dazu, bei der Beurteilung der Qualität eines bestimmten Extraktes je nach seiner Zugehörigkeit zu einer dieser Extraktklassen jeweils die Anforderungen zu berücksichtigen, denen er entsprechen muss.
Während bei standardisierten Extrakten die Qualität anhand analytischer Spezifikationen leicht und ausreichend beschrieben werden kann, ist bei quantifizierten Extrakten zusätzlich eine exakte Standardisierung des Extraktionsverfahrens im Rahmen der Qualitätssicherung notwendig. Bei den anderen Extrakten dient die Spezifizierung des Markergehaltes in erster Linie der Überprüfung der Einhaltung der GMP-Richtlinien und der Sicherung der Chargenkonformität.

■ Fazit
Die Besonderheiten, die im Wesen der pflanzlichen Arzneimittel begründet liegen, führen also dazu, dass der pflanzliche Extrakt den Arzneistoff darstellt. Der Extrakt muss jeweils über eine genaue Beschreibung der Herstellung und der Analytik definiert werden.
Das ist der Grund, warum klinische Studien mit unterschiedlichen Arzneimitteln aus der gleichen Droge nur dann miteinander vergleichbar sind, wenn bei deren Herstellung der gleiche Extrakt verwendet wurde, wenn also bei seiner Herstellung exakt die gleichen Bedingungen eingehalten wurden.

Prof. Dr. Frank Runkel

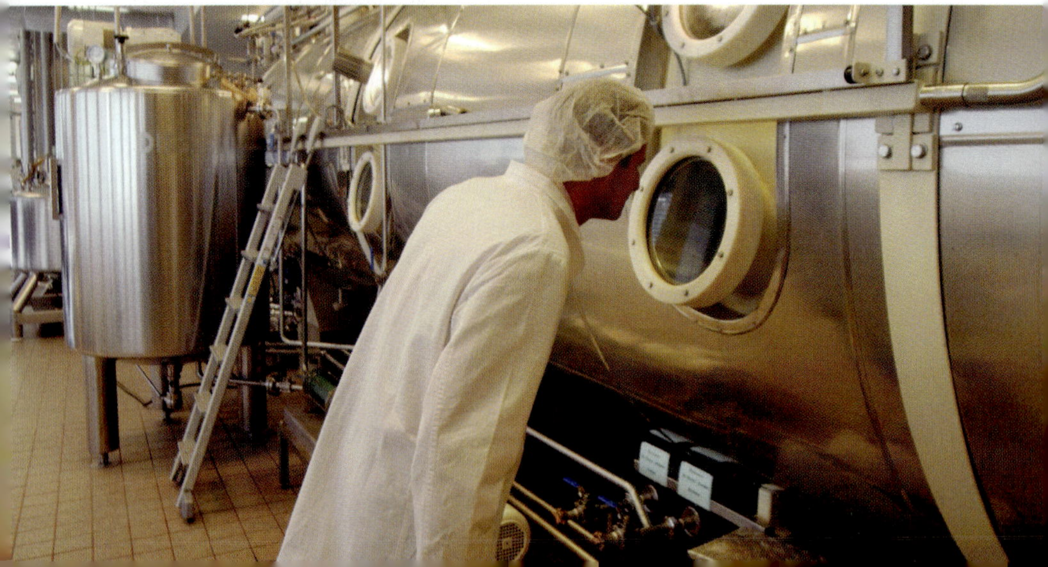

Wirksamkeitsbelege für Phytopharmaka

Aus Sicht der evidenzbasierten Medizin (EBM) sind an Phytopharmaka die gleichen Anforderungen für einen Wirksamkeitsnachweis anzulegen wie an synthetische Arzneimittel. Nach dem Ärztlichen Zentrum für Qualität in der Medizin (ÄZQ) gelten nachfolgende Level im Sinne der EBM (zitiert nach http://de.wikipedia.org/wiki/Evidenzbasierte_Medizin):

- Level 1: Es gibt ausreichende Nachweise für die Wirksamkeit aus systematischen Überblicksarbeiten (Meta-Analysen) über zahlreiche randomisiert-kontrollierte Studien.

- Level 2: Es gibt Nachweise für die Wirksamkeit aus zumindest einer randomisierten, kontrollierten Studie.

- Level 3: Es gibt Nachweise für die Wirksamkeit aus methodisch gut konzipierten Studien ohne randomisierte Gruppenzuweisung.

- Level 4a: Es gibt Nachweis für die Wirksamkeit aus klinischen Berichten.

- Level 4b: Stellt die Meinung respektierter Experten dar, basierend auf klinischen Erfahrungswerten bzw. Berichten von Experten-Komitees.

Bei der Bewertung von Phytopharmaka ist allerdings eine Reihe von Besonderheiten zu beachten. Aufgrund des fehlenden Patentschutzes für Phytopharmaka ist die Durchführung der äußerst kostenintensiven randomisierten Studien für Hersteller nicht unproblematisch, da Wirksamkeitsnachweise auch für ähnliche Produkte anderer Hersteller verwendet werden können. Für die Zulassung als traditionelles Arzneimittel ist die Durchführung klinischer Studien nicht notwendig. Phytopharmaka werden häufig bei Erkrankungen eingesetzt, bei denen subjektive Symptome eine entscheidende Rolle spielen, wie Depressionen, leichtere oder chronische Infekte, Prostatabeschwerden usw. Eine zuverlässige Messung dieser Symptome ist methodisch schwierig. Da die Wirkung in aller Regel mild ist und bei diesen Erkrankungen Placeboeffekte zum Teil in erheblichem Maße auftreten, sind häufig große Fallzahlen notwendig, um statistisch signifikante Effekte über Placebo hinaus nachzuweisen.

Insbesondere für Übersichtsarbeiten ein großes Problem ist die Frage, inwieweit Ergebnisse zu einem definierten Extrakt auf ähnliche Extrakte übertragbar sind. Während beispielsweise Extrakte verschiedener Echinacea-Arten nicht sinnvoll vergleichbar erscheinen, sprechen die vorliegenden klinischen Studien bei den geprüften Johanniskrautextrakten nur für geringe Wirksamkeitsunterschiede trotz zum Teil abweichender Inhaltsstoffmuster.

Im Bereich der Phytotherapie sind in den vergangenen Jahrzehnten viele hundert randomisierte Studie durchgeführt worden. Auch bei Anlage strenger Kriterien (Level 1 und 2) kann die Wirksamkeit vieler der in diesem Kompendium aufgeführten Phytopharmaka als belegt bzw. weitgehend belegt bezeichnet werden. Für alle in diesem Kompendium aufgenommenen Präparate liegen originäre Daten aus klinischen Untersuchungen vor.

Bei der Anlage strenger Kriterien ist zu beachten, dass auch für viele synthetische Präparate der Wirksamkeitsnachweis aus Sicht der EBM nicht überzeugend ist. Die klinische Forschung zu Phytopharmaka ist jedoch aufgrund der geringen Anreize für

Hersteller und einer fehlenden öffentlichen Förderung zunehmend in Gefahr, obwohl sie aus Sicht einer rationalen Versorgungspraxis in hohem Maße wünschenswert ist. Patienten und Verordner können diesem Trend entgegenwirken, indem sie primär Präparate verwenden, die in hochwertigen wissenschaftlichen Untersuchungen geprüft wurden.

Mit Hilfe der kostenfrei zugänglich Datenbank PubMed (www.ncbi.nlm.nih.gov/PubMed/) der National Library of Medicine der USA können Verordner vergleichsweise einfach überprüfen, ob zu einem Extrakt hochwertige Studien vorliegen. Dabei wird am besten der lateinische Pflanzenname (z.B. valeriana) und der englische Name (valerian) mit der Verknüpfung OR eingegeben (valeriana OR valerian). Auswahloptionen in dem Menu „Limits" erlauben es, die Suche auf randomisierte Studien und Meta-Analysen einzuschränken, so dass im genannten Beispiel die Zahl der Treffer von 601 (für valeriana OR valerian) auf 34 eingeschränkt werden konnte. Zusammenfassungen (Abstracts) der Veröffentlichungen ermöglichen einen Kurzüberblick über die Ergebnisse.
Allerdings ist es auf Basis der Abstracts meist schwierig, den geprüften Extrakt einem Präparat zuzuordnen, da in der Regel statt der Produktnamen nur Extraktkürzel verwendet werden. Auch Websites wie die des „Komitee Forschung Naturmedizin e.V." (KFN) (http://www.phytotherapie-komitee.de/index.html) enthalten Informationen über klinische Studien zu ausgewählten Phytopharmaka.

PD Dr. med. Klaus Linde

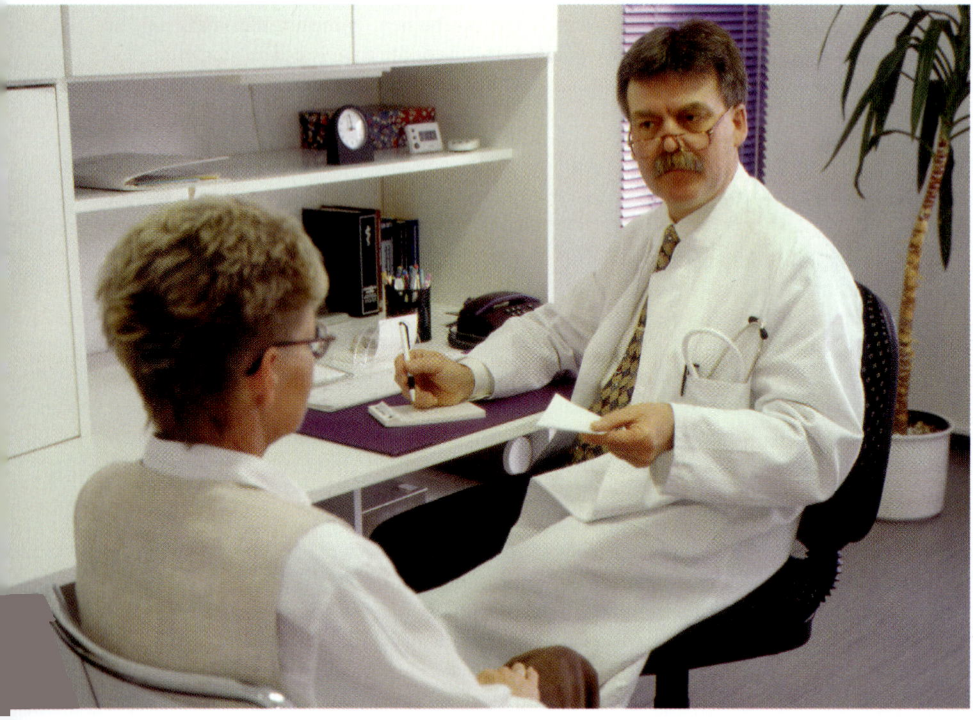

Arzneimittel aus Drogen

	Produkt	Wissenschaftliche Evidenz	Anwendung		Erstattung
A	Neues Arzneimittel, rezeptpflichtig	Ausschließlich originäre Daten	Schwerwiegende und leichtere Erkrankungen	→	GKV-Verordnung, Privatrezept
B	Zugelassenes Arzneimittel, rezeptpflichtig oder rezeptfrei, apotheken-pflichtig*	Originäre Daten und/oder Monographien	Schwerwiegende Erkrankungen	→	GKV-Verordnung (bei Verschreibungs-pflicht oder gemäß Ausnahmeliste Seite 18), sonst Grünes Rezept oder Privatrezept
			Leichtere Erkrankungen	→	Grünes Rezept oder Privatrezept, Selbstmedikation
C	Zugelassenes Arzneimittel, rezeptfrei	Monographien	Schwerwiegende Erkrankungen	→	Grünes Rezept oder Privatrezept
			Leichtere Erkrankungen	→	Grünes Rezept oder Privatrezept, Selbstmedikation
D	Traditionelles Arzneimittel, frei verkäuflich	Tradition ohne unterstützende wissenschaftliche Belege	Prävention oder Intervention bei Zuständen ohne Krankheitswert	→	Selbstmedikation

* für Kinder unter 12 Jahren GKV-Verordnung bei allen apothekenpflichtigen Phytopharmaka

Quelle: KFN

Gesetzliche Verordnungsausschlüsse bei der Arzneimittelversorgung und zugelassene Ausnahmen

16. Apothekenpflichtige nicht verschreibungspflichtige Arzneimittel

16.1 Apothekenpflichtige nicht verschreibungspflichtige Arzneimittel sind von der Versorgung nach § 31 SGB V ausgeschlossen. Die Verordnung dieser Arzneimittel ist nach § 34 Abs. 1 Satz 2 ausnahmsweise zulässig, wenn die Arzneimittel bei der Behandlung schwerwiegender Erkrankungen als Therapiestandard gelten.

16.2 Eine Krankheit ist schwerwiegend, wenn sie lebensbedrohlich ist oder wenn sie aufgrund der Schwere der durch die verursachten Gesundheitsstörung die Lebensqualität auf Dauer nachhaltig beeinträchtigt.

16.3 Ein Arzneimittel gilt als Therapiestandard, wenn der therapeutische Nutzen zur Behandlung der schwerwiegenden Erkrankung dem allgemein anerkannten Stand der medizinischen Erkenntnisse entspricht.

16.4 Schwerwiegende Erkrankungen und Standardtherapeutika zu deren Behandlung:

- Flohsamen nur zur unterstützenden Quellmittel-Behandlung bei Morbus Crohn, Kurzdarmsyndrom und HIV assoziierter Diarrhoen
- Ginkgo-biloba-Blätter-Extrakt (Aceton-Wasser-Auszug, standardisiert) nur zur Behandlung der Demenz
- Hypericum perforatum-Extrakt (hydroalkoholischer Extrakt, mind. 300 mg pro Applikationsform) nur zur Behandlung mittelschwerer depressiver Episoden
- Mistel-Präparate, parental, auf Mistellektin standardisiert, nur in der palliativen Therapie von malignen Tumoren zur Verbesserung der Lebensqualität

16.6 Die Verordnung der Arzneimittel in den zugelassenen Fällen ist in der ärztlichen Dokumentation durch Angabe der entsprechenden Diagnose zu begründen.

16.8 Die Verpflichtung des Vertragsarztes zur wirtschaftlichen Verordnungsweise von nicht verschreibungspflichtigen Arzneimitteln bleibt von diesen Regelungen unberührt. Der Vertragsarzt soll nicht verschreibungspflichtige Arzneimittel zu Lasten des Versicherten verordnen, wenn sie zur Behandlung einer Erkrankung medizinisch notwendig, zweckmäßig und ausreichend sind. In diesen Fällen kann die Verordnung eines verschreibungspflichtigen Arzneimittels unwirtschaftlich sein.

16.9 Die Regelungen in 16.1 bis 16.8 gelten nicht für versicherte Kinder bis zum vollendeten 12. Lebensjahr und versicherte Jugendliche bis zum vollendeten 18. Lebensjahr mit Entwicklungsstörungen.

Quelle: Arzneimittel-Richtlinien nach § 34 Abs. 1 Satz 2 SGB V (F. Gesetzliche Verordnungsausschlüsse)

Wie sieht die aktuelle Verordnungssituation aus?

Seit Inkrafttreten des Gesetzes zur Modernisierung der gesetzlichen Krankenversicherung 2004 können rezeptfreie Medikamente nur noch in Ausnahmefällen zu Lasten der GKV verordnet werden (siehe gegenüberliegende Übersicht). Diese Regelung schloss die meisten pflanzlichen Präparate, die bis dahin problemlos erstattet wurden, von der GKV-Verordnung aus.

Der Ausschluss wurde unter anderem mit dem Hinweis auf die in der EU gängige Praxis begründet, nach der nur die rezeptpflichtigen Präparate als verordnungsfähig eingestuft werden. Dabei wurde allerdings ein entscheidender Aspekt außer Acht gelassen: Überall in Europa richtet sich die Rezeptpflicht nach dem Schweregrad der Indikation, für die ein Arzneimittel zugelassen wurde.

In Deutschland ist dagegen das Risiko, das mit der Anwendung des Medikaments verbunden ist, für die Einstufung als rezeptpflichtig oder rezeptfrei ausschlaggebend. Deshalb sind hierzulande auch Phytopharmaka, die zur Behandlung von Demenz oder Herzinsuffizienz bestimmt sind, rezeptfrei, während chemisch definierte Präparate, die das Risiko schwerwiegender Nebenwirkungen in sich bergen, auch dann rezeptpflichtig sind, wenn sie bei so harmlosen Problemen wie Haarausfall eingesetzt werden.

Die Rezeptpflicht ist daher in Deutschland kein Hinweis auf Qualität oder Wirksamkeit eines Präparates. Deshalb sollte nach dem Willen des Gesetzgebers der Arzt auch weiterhin seine Patienten mit rezeptfreien Medikamenten behandeln. Wie kann das funktionieren?

Beratung bzw. Empfehlung ohne Verordnung

Problem: Nur selten setzt der Patient die Empfehlung exakt um. In den meisten Fällen hat er sich entweder das Präparat oder die Dosierung nicht präzise gemerkt oder erwirbt ein billigeres, vermeintlich gleichwertiges Präparat.

Verordnung auf Privatrezept oder Grünem Rezept

Vorteile: Der Patient übernimmt die Kosten der Arznei, es entfällt aber die Rezeptgebühr. Bei (meist preiswerten) Phytopharmaka entsteht so eine zumeist vertretbare Mehrbelastung. Der Arzt behält die Therapiekontrolle.

Probleme: Bei manchen Patienten besteht keine ausreichende Akzeptanz für die Selbstzahlung.

In dem Maße, in dem Patienten öfter als früher Phytopharmaka ohne Rezept – also im Wege der Selbstmedikation – in der Apotheke holen, ist auch die Beratungsfunktion des Apothekers in diesem Bereich gewachsen. Gerade weil Phytopharmaka nicht generikafähig sind (siehe S. 6), ist eine kompetente Beratung durch den Apotheker eine Voraussetzung für sinnvolle Selbstmedikation mit Phytopharmaka.

Verordnung auf GKV-Rezept

GKV-versicherten Kindern bis zum vollendeten 12. Lebensjahr und GKV-versicherten Jugendlichen mit Entwicklungsstörungen bis zum vollendeten 18. Lebensjahr kann der Arzt Phytopharmaka auf GKV-Rezept verordnen.

Ab 1. April 2009 unterstehen Johanniskrautpräparate in der Indikation „mittelschwere Depression" gemäß § 48 AMG der Verschreibungspflicht und können auf GKV-Rezept verordnet werden. Diese Ausnahme wird damit begründet, dass Patienten mit dieser Indikation hochgradig suizidgefährdet sind und daher einer fortlaufenden Überwachung durch den Arzt bedürfen.

Entscheidungskriterien bei der Wahl eines geeigneten Phytopharmakons

Zunächst gilt für ein pflanzliches Arzneimittel das Gleiche, was bei der Suche nach einem geeigneten Medikament auch für chemisch-synthetische Präparate gilt: Der Einsatz muss rational begründet sein. Der entscheidende Aspekt ist also eine klare Indikationsstellung. Rational definierte, klinisch nachvollziehbare Indikationsangaben sind daher ein wichtiges Qualitätskriterium eines modernen Phytopharmakons.

Auch bei der Anwendung von Phytopharmaka ist eine umfassende Patientenaufklärung notwendig. Für eine große Verwirrung sorgt bei diesen Medikamenten nämlich die Tatsache, dass man Produkte kaufen kann, die zwar aus der gleichen Heilpflanze hergestellt sind, aber unterschiedlichen Produktkategorien angehören. Aus der gleichen Heilpflanze können – je nach Zubereitung – folgende Produkte auf dem Markt angeboten werden:

- zugelassene Arzneimittel
- traditionelle Arzneimittel
- Arzneitees
- Nahrungsergänzungsmittel

Für Laien ist die Grenze zwischen diesen Produktgruppen kaum nachvollziehbar, zumal deren Deklarationsbestimmungen mehr für Verwirrung denn für Klarheit sorgen. Nimmt aber ein Patient eigenmächtig einen Wechsel von einem verordneten Phytopharmakon zu beispielsweise einem traditionellen Arzneimittel oder gar einem Nahrungsergänzungsmittel aus der gleichen Droge vor, gefährdet er damit nicht nur den Therapieerfolg, sondern unter Umständen sogar seine Gesundheit. Außerdem kann dieser Vorgang den Arzt zu der falschen Schlussfolgerung veranlassen, das von ihm ausgewählte Phytopharmakon sei unwirksam gewesen.

Ähnlich wie bei chemisch-synthetischen Medikamenten gibt es auch bei Phytopharmaka unterschiedliche Evidenzstufen. Die traditionelle Anwendung bildet die niedrigste Evidenzstufe, originäre klinische Daten die höchste (siehe Seite 8 und 12). In diesem Kompendium sind ausschließlich Präparate aufgeführt, deren Qualität anhand originärer Daten belegt werden konnte. Sie dienen als Beispiele dafür, dass Phytopharmaka heute vergleichbaren Auswahlkriterien standhalten können wie chemisch definierte Arzneimittel. ■

PHYTOPHARMAKA
PRÄPARATETEIL

JOHANNISKRAUT

Hypericum perforatum

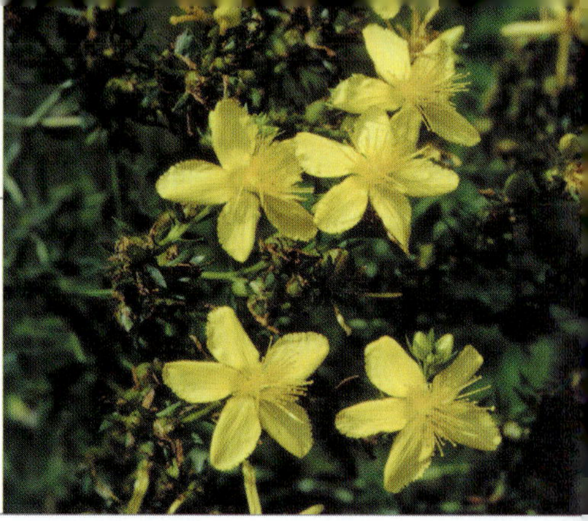

Dem aktuellen Wissensstand entsprechende Präparate aus Johanniskraut (Hypericum perforatum) haben folgende Eigenschaften:

ZUSAMMENSETZUNG	Monopräparate aus Johanniskraut
WIRKSTOFFE	Trockenextrakte aus Johanniskraut. Da die Wirkung von der Teilnahme mehrerer Wirkstoffe bestimmt wird, sind Angaben über einen einzelnen Wirkstoff (z.B. Hypericin oder Hyperforin) keine zuverlässigen Qualitätshinweise. Für die Qualität des Extraktes sind auch das Drogen-Extrakt-Verhältnis = DEV und das Extraktionsmittel (Alkohol) entscheidend. Beide Angaben müssen im Beipackzettel stehen.
DOSIERUNG	Als wirksam gelten Präparate, deren Tagesdosis 2 bis 4 g Droge beinhaltet. Das entspricht – je nach Art der Herstellung – mindestens 500 bis 900 mg Extrakt pro Tag.
INDIKATION	Leichte vorübergehende depressive Störungen, psychovegetative Störungen, depressive Verstimmungszustände, Angst und/oder nervöse Unruhe. Einige Präparate (unten mit * gekennzeichnet) sind darüber hinaus für mittelschwere vorübergehende depressive Störungen zugelassen.
VERWENDUNGSZWECK	Pflanzliche Kapseln, Dragees, Tabletten und Filmtabletten zur Stimmungsaufhellung.
GEGENANZEIGEN	Bekannte Lichtüberempfindlichkeit der Haut, schwere vorübergehende depressive Störungen, gleichzeitige Gabe von Ciclosporin, Tacrolimus, Indinavir und anderen Proteaseinhibitoren in der Anti-HIV-Behandlung, Irinotecan und andere Zytostatika, andere Antidepressiva.
NEBENWIRKUNGEN	Photosensibilisierung bei starker Sonnenexposition, selten Magen-Darm-Beschwerden, allergische Reaktionen der Haut, Müdigkeit oder Unruhe.
WECHSELWIRKUNGEN	Kann die Wirkung von Antikoagulanzien vom Cumarin-Typ (z.B. Phenprocoumon, Warfarin), Ciclosporin, Tacrolimus, Digoxin, Indinavir und anderen Proteaseinhibitoren in der Anti-HIV-Behandlung, Irinotecan und anderen Zytostatika, Amitriptylin, Nortriptylin, Midazolam und Theophyllin abschwächen. Bei gleichzeitiger Einnahme oraler Kontrazeptiva sind in Einzelfällen Zwischenblutungen möglich, die Sicherheit der Kontrazeption kann herabgesetzt sein, bei Nefazodon, Paroxetin und Sertralin Verstärkung der serotonergen Wirkungen.

ANTIDEPRESSIVA

Beispiele für Präparate, die gemäß Übersicht auf Seite 17 den Kategorien A oder B entsprechen:

Aristo®, Kapseln (Steiner)	Trockenextrakt aus Johanniskraut 5-7 : 1, 60% Ethanol Tagesdosis: 2 Kapseln Zul.-Nr. 6224115.00.00
Cesradyston® 425 mg, Hartkapseln (Cesra)	Trockenextrakt aus Johanniskraut 3,5-6,0 : 1, 60% Ethanol Tagesdosis: 2x 1 Hartkapsel Zul.-Nr. 42084.00.00
Esbericum® 250 mg, Filmtabletten (Schaper & Brümmer)	Trockenextrakt aus Johanniskraut 4-7 : 1, Auszugsmittel 49% Ethanol : 2-Propanol (97,3 : 2,7) Tagesdosis: 2 Filmtabletten Zul.-Nr. 42576.00.00
Felis® 425, Kapseln (Hexal)	Trockenextrakt aus Johanniskraut 3,5-6,0 : 1, 60% Ethanol Tagesdosis: 2 Kapseln Zul.-Nr. 38891.00.00
Felis® 650, Filmtabletten (Hexal)	Trockenextrakt aus Johanniskraut 3,5-6,0 : 1, 60% Ethanol Tagesdosis: 1 Filmtablette Zul.-Nr. 50796.00.00
Jarsin® 300 mg, überz. Tabletten (Cassella-med)	Trockenextrakt aus Johanniskraut 3-6 : 1, 80% Methanol Tagesdosis: 3x 1 überz. Tablette Zul.-Nr. 39112.00.00
Jarsin® Rx 300 mg*, überz. Tabletten (Cassella-med)	Trockenextrakt aus Johanniskraut 3-6 : 1, 80% Methanol Tagesdosis: 3x 1 überz. Tablette Zul.-Nr. 37039.00.00

JOHANNISKRAUT

ANTIDEPRESSIVA	Beispiele für Präparate, die gemäß Übersicht auf Seite 17 den Kategorien A oder B entsprechen:
Jarsin® 450 mg, überz. Tabletten (Cassella-med)	Trockenextrakt aus Johanniskraut 3-6 : 1, 80% Methanol Tagesdosis: 2x 1 überz. Tablette Zul.-Nr. 39112.00.01
Jarsin® 750 mg, überz. Tabletten (Cassella-med)	Trockenextrakt aus Johanniskraut 3-6 : 1, 80% Methanol Tagesdosis: 1 überz. Tablette ENR : 0942498
Laif® 600 Tabletten (Steigerwald)	Trockenextrakt aus Johanniskraut 5-8 : 1, 50% Ethanol, Tagesdosis: 1 Tablette
Laif® 900, Tabletten* (Steigerwald)	Trockenextrakt aus Johanniskraut 3-6 : 1, 80% Ethanol, Tagesdosis: 1 Tablette
Neuroplant®, Filmtabletten* (Schwabe)	Trockenextrakt aus Johanniskraut 3-7 : 1, 80% Methanol, Tagesdosis: 1 Filmtablette Zul.-Nr. 67085.00.00
Neuroplant® AKTIV, Filmtabletten (Schwabe)	Trockenextrakt aus Johanniskraut 3-7 : 1, 80% Methanol, Tagesdosis: 1 Filmtablette Zul.-Nr. 50290.01.00
Neuroplant® 300 mg N, Filmtabletten (Schwabe)	Trockenextrakt aus Johanniskraut 4-7 : 1, 80% Methanol, Tagesdosis: 3x 1 Filmtablette Zul.-Nr. 39113.00.00
Psychotonin®, Kapseln (Steigerwald)	Trockenextrakt aus Johanniskraut 5-8 : 1, 50% Ethanol, Tagesdosis: 1 bis 2x 1 Hartkapsel Zul.-Nr. 6237972.00.00
Remotiv® N, Filmtabletten (Madaus)	Trockenextrakt aus Johanniskraut 4-7 : 1. 49% Ethanol : 2-Propanol (97,3 : 2,7) Tagesdosis: 2x 1 Filmtablette Zul.-Nr. 42577.00.00
Texx® 300, Filmtabletten (Krewel Meuselbach)	Trockenextrakt aus Johanniskraut 4,1-7,1 : 1, 80% Methanol Tagesdosis: 2x 1 Filmtablette Zul.-Nr. 6147341.00.00

GINKGO

Ginkgo biloba

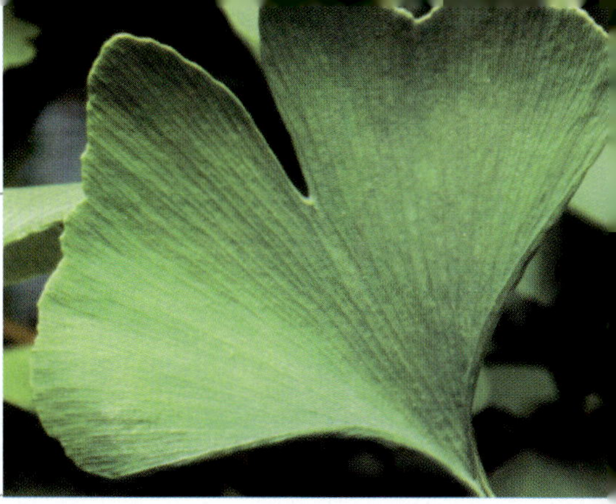

Dem aktuellen Wissensstand entsprechende Präparate aus G i n g k o (Ginkgo biloba) haben folgende Eigenschaften:

ZUSAMMENSETZUNG

Monopräparate aus Ginkgo biloba

WIRKSTOFFE

Trockenextrakt aus Ginkgo-biloba-Blättern, die durch ein bestimmtes Herstellungsverfahren zu einem Spezialextrakt mit folgenden Inhaltsstoffen verarbeitet wurden:
- 22 bis 27 Prozent Flavonoidglykoside
- 5 bis 7 Prozent Terpenlactone, davon 2,8 bis 3,4 Prozent Ginkgolide A, B, C sowie 2,6 bis 3,2 Prozent Bilobalid
- weniger als 5 ppm Ginkgolsäuren

Diese Werte müssen im Beipackzettel angegeben werden.

DOSIERUNG

Als wirksame Tagesdosis sollten 120 bis 240 mg des Extraktes verabreicht werden.

INDIKATION

a) Symptomatische Behandlung von hirnorganisch bedingten Leistungsstörungen im Rahmen eines therapeutischen Gesamtkonzeptes bei dementiellem Syndrom mit der Leitsymptomatik: Gedächtnisstörungen, Konzentrationsstörungen, depressive Verstimmungen, Schwindel, Ohrensausen, Kopfschmerzen. Zur primären Zielgruppe gehören Patienten mit dementiellem Syndrom bei primär degenerativer Demenz, vaskulärer Demenz sowie Mischformen.
Hinweis: Bevor die Behandlung mit Ginkgo-Extrakt begonnen wird, sollte geklärt werden, ob die Krankheitssymptome nicht auf einer spezifisch zu behandelnden Grunderkrankung beruhen.
b) Verlängerung der schmerzfreien Gehstrecke bei peripherer arterieller Verschlusskrankheit bei Stadium II nach Fontaine (Claudicatio intermittens) im Rahmen physikalisch-therapeutischer Maßnahmen, insbesondere Gehtraining.
c) Schwindel, Tinnitus vaskulärer oder involutiver Genese.

VERWENDUNGSZWECK

Pflanzliche Filmtabletten und Tropfen zur Leistungsstärkung des Gehirns und zur Durchblutung.

GEGENANZEIGEN

Überempfindlichkeit gegen Ginkgo-biloba-Extrakte.

GINKGO

NEBENWIRKUNGEN

Sehr selten leichte Magen-Darm-Beschwerden, Kopfschmerzen, allergische Hautreaktionen. Bei Langzeitanwendung Einzelfälle von Blutungen, deren ursächlicher Zusammenhang mit der Einnahme von Ginkgo-Zubereitungen nicht gesichert ist.

WECHSELWIRKUNGEN

Eine Wechselwirkung mit Arzneimitteln, die die Blutgerinnung hemmen, kann nicht ausgeschlossen werden.

ANTIDEMENTIVA

Beispiele für Präparate, die gemäß Übersicht auf Seite 17 den Kategorien A oder B entsprechen:

Gingium® Filmtabletten (Hexal)	Trockenextrakt aus Ginkgo-biloba-Blättern 35-67 : 1, 60% Aceton Tagesdosis: Dementielles Syndrom 3x 1 bis 2 Filmtabletten p. a. V., Vertigo, als Adjuvans bei Tinnitus 2x 1 ½ bis 2 Filmtabletten Zul.-Nr. 16001.00.00
Gingium® intens 120, Filmtabletten (Hexal)	Trockenextrakt aus Ginkgo-biloba-Blättern 35-67 : 1, 60% Aceton Tagesdosis: Dementielles Syndrom 1 bis 2x 1 Filmtablette p. a. V., Vertigo, als Adjuvans bei Tinnitus 1 Filmtablette Zul.-Nr. 43476.02.00
Gingium® Lösung (Hexal)	Trockenextrakt aus Ginkgo-biloba-Blättern 35-67 : 1, 60% Aceton Tagesdosis: Dementielles Syndrom 3x 18 bis 36 Tropfen p. a. V., Vertigo, als Adjuvans bei Tinnitus 2x 27 bis 36 Tropfen Zul.-Nr. 16001.00.01
Gingium® spezial 80, Filmtabletten (Hexal)	Trockenextrakt aus Ginkgo-biloba-Blättern 35-67 : 1, 60% Aceton Tagesdosis: Dementielles Syndrom 2 bis 3x 1 Filmtablette p. a. V., Vertigo, als Adjuvans bei Tinnitus 2x 1 Filmtablette Zul.-Nr. 43476.01.00
Gingopret® Filmtablette (Bionorica)	Trockenextrakt aus Ginkgo-biloba-Blättern 35-67 : 1, 60% Aceton Tagesdosis: indikationsabhängig 3x 1 bis 2 Filmtabletten bzw. 2x 2 Filmtabletten Zul.-Nr. 31767.00.00
Gingopret® Lösung (Bionorica)	Trockenextrakt aus Ginkgo-biloba-Blättern 35-67 : 1, 60% Aceton Tagesdosis: indikationsabhängig 3x 20 bis 40 Tropfen bzw. 2x 40 Tropfen Zul.-Nr. 31771.00.01

ANTIDEMENTIVA	Beispiele für Präparate, die gemäß Übersicht auf Seite 17 den Kategorien A oder B entsprechen:
Kaveri® 40 mg, Filmtabletten (Lichtwer)	Trockenextrakt aus Ginkgo-biloba-Blättern 35-67 : 1, 60% Aceton Tagesdosis: Dementielles Syndrom 3x 1-2 Filmtabletten Claudicatio interm., Vertigo, Tinnitus 3x 1 bzw. 2x 2 Filmtabletten Zul.-Nr. 61404.01.00
Kaveri® 40 mg/ml, Tropfen (Lichtwer)	Trockenextrakt aus Ginkgo-biloba-Blättern 35-67 : 1, 60% Aceton Tagesdosis: Dementielles Syndrom 3x 20 bis 40 Tropfen Claudicatio interm., Vertigo, Tinnitus 3x 20 Tropfen oder 2x 40 Tropfen Zul.-Nr. 26371.00.00
Kaveri® 50 mg, Filmtabletten (Lichtwer)	Trockenextrakt aus Ginkgo-biloba-Blättern 35-67 : 1, 60% Aceton Tagesdosis: Dementielles Syndrom 3x 1 Filmtablette oder 2x 2 Filmtabletten Claudicatio interm., Vertigo, Tinnitus 3x 1 Filmtablette Zul.-Nr. 26370.00.00
Kaveri® 80 mg, Filmtabletten (Lichtwer)	Trockenextrakt aus Ginkgo-biloba-Blättern 35-67 : 1, 60% Aceton Tagesdosis: Dementielles Syndrom 2-3x 1 Filmtablette Claudicatio interm., Vertigo, Tinnitus 2x 1 Filmtablette Zul.-Nr. 61404.00.00
Kaveri® 120 mg, Filmtabletten (Lichtwer)	Trockenextrakt aus Ginkgo-biloba-Blättern 35-67 : 1, 60% Aceton Tagesdosis: 2x ½ bis 1 Filmtablette Zul.-Nr. 41785.00.00
Tebonin® forte 40 mg Filmtabletten (Schwabe)	Trockenextrakt aus Ginkgo-biloba-Blättern 35-67 : 1, 60% Aceton Tagesdosis: 3x 1 bis 2 Filmtabletten Zul.-Nr. 5158.00.00

ANTIDEMENTIVA	Beispiele für Präparate, die gemäß Übersicht auf Seite 17 den Kategorien A oder B entsprechen:
Tebonin® forte 40 mg Lösung (Schwabe)	Trockenextrakt aus Ginkgo-biloba-Blättern 35-67 : 1, 60% Aceton Tagesdosis: 3x 20 bis 40 Tropfen Zul.-Nr. 32115.00.00
Tebonin® intens 120 mg Filmtabletten (Schwabe)	Trockenextrakt aus Ginkgo-biloba-Blättern 35-67 : 1, 60% Aceton Tagesdosis: 2 Filmtabletten Zul.-Nr. 35704.00.00
Tebonin® konzent 240 mg Filmtabletten (Schwabe)	Trockenextrakt aus Ginkgo-biloba-Blättern 35-67 : 1, 60% Aceton Tagesdosis: 2x 1/2 Filmtablette Zul.-Nr. 64313.00.00
Tebonin® spezial 80 mg Filmtabletten (Schwabe)	Trockenextrakt aus Ginkgo-biloba-Blättern 35-67 : 1, 60% Aceton Tagesdosis: 2 bis 3 Filmtabletten Zul.-Nr. 33355.00.00

BALDRIAN

Valeriana officinalis

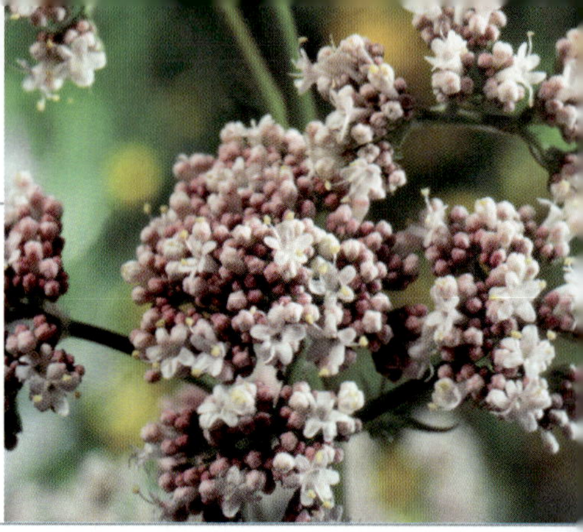

Dem aktuellen Wissensstand entsprechende Präparate aus B a l d r i a n (Valeriana officinalis) haben folgende Eigenschaften:

ZUSAMMENSETZUNG

- **Monopräparate** aus Baldrian
- **Kombinationen** aus Baldrian mit Hopfen, Melisse, Passionsblume oder Johanniskraut

WIRKSTOFFE

Trockenextrakte aus Baldrianwurzel.
Für die Qualität des Extraktes ist die Menge der verwendeten Droge (Heilpflanze) im Verhältnis zum Extrakt (Drogen-Extrakt-Verhältnis = DEV) und das Extraktionsmittel (Ethanol und Methanol) entscheidend. Beide Angaben müssen im Beipackzettel stehen.

DOSIERUNG

Als wirksam gelten Präparate, deren Tagesdosis 2 bis 3 g Droge beinhaltet. Das entspricht – je nach Art der Herstellung – 450 bis 750 mg Extrakt pro Tag. Bei Kombinationsarzneimitteln können auch geringere Tagesdosen der einzelnen Kombinationspartner ausreichend sein.

INDIKATION

Unruhezustände, nervös bedingte Einschlafstörungen.

VERWENDUNGSZWECK

Pflanzliche Tabletten, Dragees und Tropfen für Unruhezustände und nervös bedingte Einschlafstörungen.

GEGENANZEIGEN

Überempfindlichkeit gegen Extrakte aus Baldrianwurzel.
Bei Kombinationen mit Johanniskraut siehe S. 22.

NEBENWIRKUNGEN

Selten Magen-Darm-Beschwerden, sehr selten allergische Hautreaktionen.

WECHSELWIRKUNGEN

Keine bekannt.
Bei Kombinationen mit Johanniskraut siehe S. 22.

HYPNOTIKA/SEDATIVA

Beispiele für Präparate, die gemäß Übersicht auf Seite 17 den Kategorien A oder B entsprechen:

Alluna® Nacht, überz. Tabletten (GlaxoSmithKline)

Baldrianwurzel-Trockenextrakt 5-8 : 1, 45% Methanol
Hopfenzapfen-Trockenextrakt 7-10 : 1, 45% Methanol
Tagesdosis: Erwachsene u. Kinder > 12 J. bei Unruhezuständen bis zu 3x 1 Filmtablette, bei nervös bedingten Einschlafstörungen 1 Filmtablette vor dem Schlafengehen.
Zul.-Nr. 6223013.00.00

Dolestan® Baldrian 450 mg, Filmtabletten (Krewel Meuselbach)

Baldrianwurzel-Trockenextrakt 3-6 : 1, 70% Ethanol
Tagesdosis: Leichte Unruhezustände Erwachsene und Kinder > 12 J. bis zu 3x 1 Filmtablette,
Schlafstörungen 1-2 Filmtabletten vor dem Schlafengehen,
max. Tagesdosis: 4 Filmtabletten.
Zul.-Nr. 49105.00.00

Euvegal®, Dragees (Schwabe)

Baldrianwurzel-Trockenextrakt 4-5 : 1, 62% Ethanol
Melissenblätter-Trockenextrakt 4-6 : 1, 30% Ethanol
Tagesdosis: 1 bis 2x 2 Dragees
Zul.-Nr. 6264294.00.00

Euvegal®, Entspannungs- und Einschlaftropfen (Schwabe)

Baldrianwurzel-Trockenextrakt 4-5 : 1, 62% Ethanol
Melissenblätter-Trockenextrakt 4-6 : 1, 30% Ethanol
Tagesdosis: 1 bis 3x 5 ml
Zul.-Nr. 6433207.00.00

HYPNOTIKA/SEDATIVA	**Beispiele für Präparate, die gemäß Übersicht auf Seite 17 den Kategorien A oder B entsprechen:**
Euvegal® Balance 500 mg, Filmtabletten (Schwabe)	Baldrianwurzel-Trockenextrakt 3-6 : 1, 70% Ethanol Tagesdosis: 1 bis 3x 1 Filmtablette Zul.-Nr. 50091.00.00
Kytta-Sedativum® Dragees (Merck)	Baldrianwurzel-Trockenextrakt 3-6 :1, 70% Ethanol Hopfenzapfen-Trockenextrakt 4-8 : 1, 40% Ethanol Passionblumenkraut-Trockenextrakt 4-7 : 1, 50% Ethanol Tagesdosis: Unruhezustände Kinder ab 3 J. 1 bis 2 x 1 Tablette, Erwachsene u. Kinder > 12 J. bis zu 3x 1 Tablette, Einschlafstörungen Kinder ab 3 J. u. Erwachsene 1 Tablette vor dem Schlafengehen Zul.-Nr. 50599.00.00
Luvased® mono, Tabletten (Hexal)	Baldrianwurzel-Trockenextrakt 3-6 : 1, 70% Ethanol Tagesdosis: Unruhezustände 3x 1 Tablette Einschlafstörungen 1 Tablette vor dem Schlafengehen Zul.-Nr. 48762.00.00
Neurapas® balance, Filmtabletten (Pascoe)	Johanniskraut-Trockenextrakt 4,6-6,5 : 1, 38% Ethanol Baldrianwurzel-Trockenextrakt 3,8-5,6 : 1, 40% Ethanol Passionsblumenkraut-Trockenextrakt 6,25-7,1 : 1, 60% Ethanol Tagesdosis: Kinder von 6 bis 12 J. 1 bis 3x 1 Filmtablette, Erwachsene u. Kinder > 12 J. 1 bis 3x 2 Filmtabletten Zul.-Nr. 0728138/ 27252

HYPNOTIKA/SEDATIVA	Beispiele für Präparate, die gemäß Übersicht auf Seite 17 den Kategorien A oder B entsprechen:
Pascosedon®Baldrian 150 mg, überz. Tabletten (Pascoe)	Baldrianwurzel-Trockenextrakt 3-6 : 1, 70% Ethanol Tagesdosis: Kinder von 6 bis 11 J. bis 2x 2 überz. Tabletten Erwachsene u. Kinder ab 12 J. bis 3x 3 überz. Tabletten Zul.-Nr. 53025.00.00
Pascosedon® Filmtabletten (Pascoe)	Baldrianwurzel-Trockenextrakt 3,8-5,6 : 1, 47% Ethanol Hopfenzapfen-Trockenextrakt 7,7-9,5 : 1, 51% Methanol Melissenblätter-Trockenextrakt 5-7,5 : 1, 24% Methanol Tagesdosis: Kinder von 1 bis 6 J. 1 Filmtablette Kinder von 6 bis 12 J. 2 Filmtabletten Erwachsene u. Kdr. > 12 J. 3 Filmtabletten Zul.-Nr. 6734819.00.00
Phytonoctu®, Filmtabletten (Steigerwald)	Baldrianwurzel-Trockenextrakt 5-7 : 1, 45% Methanol Melissenblätter-Trockenextrakt 5-6 : 1, Wasser Passionsblumenkraut-Trockenextrakt 5-7 : 1, 68% Ethanol Tagesdosis: Erwachsene u. Kinder > 12 J. bei Unruhezuständen morgens u. abends 2 Filmtabletten, bei nervös bedingten Einschlafstörungen 2 bis 3 Filmtabletten vor dem Schlafengehen Zul.-Nr. 6034337.00.00
Sedacur® forte Beruhigungsdragees (Schaper & Brümmer)	Baldrianwurzel-Trockenextrakt 5-6 : 1, 70% Ethanol Hopfenzapfen-Trockenextrakt 4-8 : 1, 40% Methanol Melissenblätter-Trockenextrakt 4-6 : 1, Wasser Tagesdosis: 2 bis 6 überzogene Tabletten Zul.-Nr. 6526009.00.00

BALDRIAN

HYPNOTIKA/SEDATIVA	Beispiele für Präparate, die gemäß Übersicht auf Seite 17 den Kategorien A oder B entsprechen:
Sedariston® Konzentrat, Kapseln (Steiner)	Trockenextrakt aus Johanniskraut 5-7 : 1, 60% Ethanol Baldrianwurzel-Trockenextrakt 4-7 : 1, 60% Ethanol Tagesdosis: Kinder ab 6 J. 1 Kapsel Erwachsene und Kinder > 12 J. 4 Kapseln Zul.-Nr. 4057.00.00
Sedonium® 300 mg, überz. Tabletten (Cassella-med)	Baldrianwurzel-Trockenextrakt 3-6 : 1, 70% Ethanol Tagesdosis: Kinder von 6 bis 12 J. 1 bis 2 überz. Tabletten Erwachsene und Kinder > 12 J. bei Unruhezuständen 3x 2 überz. Tabletten bei nervös bedingten Schlafstörungen 2 überz. Tabletten Zul.Nr. 6519819.00.00
Selon®, Dragees (Truw)	Baldrianwurzel-Trockenextrakt 6-7 : 1, 70% Ethanol Hopfenzapfen-Trockenextrakt 11-14 : 1, 96% Ethanol Tagesdosis: 1 bis 3 Dragees Zul.-Nr. 6348453.00.00

WEISSDORN

Crataegus

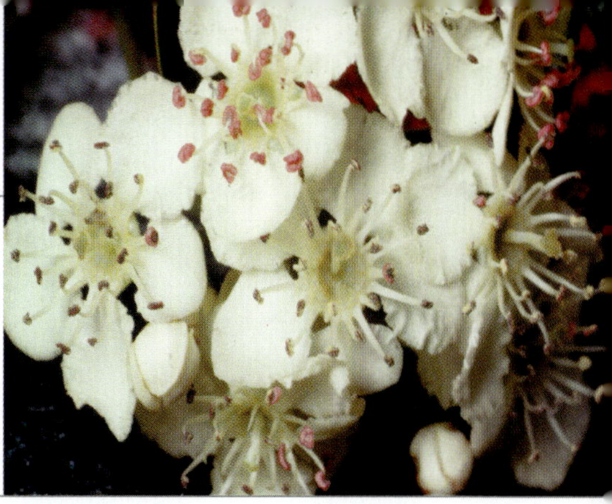

Dem aktuellen Wissensstand entsprechende Präparate aus W e i ß d o r n (Crataegus) haben folgende Eigenschaften:

ZUSAMMENSETZUNG	Monopräparate aus Weißdorn
WIRKSTOFFE	Trockenextrakte oder Fluidextrakte aus Weißdornblättern mit Blüten. Für die Qualität des Extraktes ist die Menge der verwendeten Droge (Heilpflanze) im Verhältnis zum Extrakt (Drogen-Extrakt-Verhältnis = DEV) und das Extraktionsmittel (Alkohol) entscheidend. Beide Angaben müssen im Beipackzettel stehen. Bei Fluidextrakten (Lösungen) muss außerdem der Gehalt an Flavonoiden im Beipackzettel stehen. Er liegt zwischen 0,25 und 0,50 Prozent. Als wirksam gelten Präparate, deren Tagesdosis 2 bis 3 g Droge beinhaltet. Das entspricht – je nach Art der Herstellung – 450 bis 750 mg Extrakt pro Tag. Bei Kombinationsarzneimitteln können auch geringere Tagesdosen der einzelnen Kombinationspartner ausreichend sein.
DOSIERUNG	Je nach Konzentration des Präparates variiert die wirksame Tagesdosis zwischen 160 und 900 mg Trockenextrakt. Sie muss im Beipackzettel aufgeführt sein.
INDIKATION	Nachlassende Leistungsfähigkeit des Herzens entsprechend Stadium II nach NYHA.
VERWENDUNGSZWECK	Pflanzliche Filmtabletten, Dragees und Tropfen zur Verbesserung der Herzleistung.
GEGENANZEIGEN	Kinder unter 12 Jahren.
NEBENWIRKUNGEN	Selten Magen-Darm-Beschwerden, Schwächegefühl oder Hautausschlag.
WECHSELWIRKUNGEN	Keine bekannt.

WEISSDORN

KARDIAKA	Beispiele für Präparate, die gemäß Übersicht auf Seite 17 den Kategorien A oder B entsprechen:
Chronocard® N, Dragees (Cesra)	Trockenextrakt aus Weißdornblättern mit Blüten 4-7 : 1, 45% Ethanol Tagesdosis: 3x 1 bis 2 Dragees Zul.-Nr. 6382088.00.00
Craegium® 240 mg, überzogene Tabletten (Hexal)	Trockenextrakt aus Weißdornblättern mit Blüten 4-7 : 1, 45% Ethanol Tagesdosis: 2 bis 3x 1 überzogene Tablette Zul.-Nr. 6401526.00.00
Craegium® novo 450 mg, Filmtabletten (Hexal)	Trockenextrakt aus Weißdornblättern mit Blüten 4-7 : 1, 45% Ethanol Tagesdosis: 2x 1 Filmtablette Zul.-Nr. 6678989.00.00
Crataegutt® 80 mg, Filmtabletten (Schwabe)	Weißdornblätter mit Blüten-Trockenextrakt 4-6,6 : 1, 45% Ethanol Tagesdosis: 3x 1 bis 2 Filmtabletten Zul.-Nr. 6403175.00.00
Crataegutt® 600 mg, Filmtabletten (Schwabe)	Weißdornblätter mit Blüten-Trockenextrakt 4-6,6 : 1, 45% Ethanol Tagesdosis: 3x ½ Filmtablette Zul.-Nr. 35905.02.00
Crataegutt® novo 450, Filmtabletten (Schwabe)	Weißdornblätter mit Blüten-Trockenextrakt 4-6,6 : 1, 45% Ethanol Tagesdosis: 3x 1 Filmtablette Zul.-Nr. 42910.01.00
Crataegutt® Tropfen (Schwabe)	Weißdornblätter mit Blüten-Trockenextrakt 4-6,6 : 1, 45% Ethanol Tagesdosis: 3x 20 bis 40 Tropfen Zul.-Nr. 6402684.00.00

KARDIAKA

Beispiele für Präparate, die gemäß Übersicht auf Seite 17 den Kategorien A oder B entsprechen:

Esbericard® novo Dragees (Schaper & Brümmer)	Weißdornblätter mit Blüten-Trockenextrakt 4-7 : 1, 45% Ethanol Tagesdosis: 2x 1 bis 2 überzogene Tabletten Zul.-Nr. 6550918.00.00
Faros® 300 mg, überz. Tabletten (Cassella-med)	Weißdornblätter mit Blüten-Trockenextrakt 4-7 : 1, 70% Methanol Tagesdosis: 3x 1 überz. Tablette Zul.-Nr. 6755017.00.00
Faros® 600 mg, Filmtabletten (Cassella-med)	Weißdornblätter mit Blüten-Trockenextrakt 4-7 : 1, 70% Methanol Tagesdosis: 3x ½ Filmtablette Zul.-Nr. 51335.00.00

MARIENDISTEL

Silybum marianum

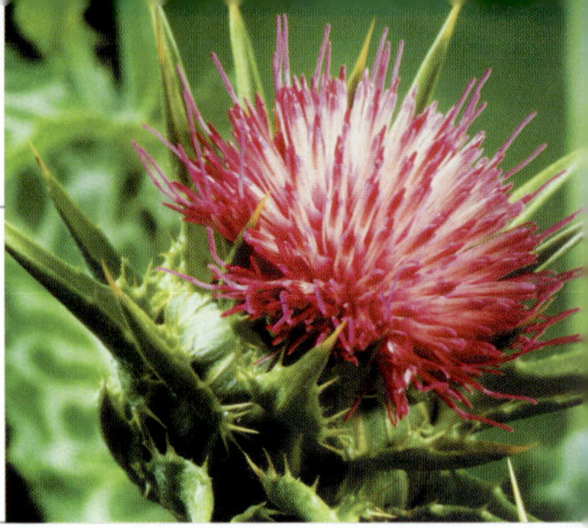

Dem aktuellen Wissensstand entsprechende Präparate aus M a r i e n d i s t e l (Silybum marianum) haben folgende Eigenschaften:

ZUSAMMENSETZUNG	Monopräparate aus Mariendistel
WIRKSTOFFE	Trockenextrakte aus Mariendistelfrüchten. Für die Qualität des Extraktes entscheidend ist: – Die Menge der verwendeten Droge (Heilpflanze) im Verhältnis zum Extrakt (Drogen-Extrakt-Verhältnis = DEV) und das lipophile Extraktionsmittel. Beide Angaben müssen im Beipackzettel stehen. – Die Menge im Präparat enthaltenen Silymarins (wird als Silibinin berechnet). Der Silymarin-Gehalt pro Einzeldosis muss ebenfalls im Beipackzettel angegeben sein.
DOSIERUNG	Als wirksam gelten Präparate, deren Tagesdosis 200 bis 420 mg Silymarin beinhaltet.
INDIKATION	Zur unterstützenden Behandlung bei chronisch-entzündlichen Lebererkrankungen und Leberzirrhose, toxische Leberschäden.
VERWENDUNGSZWECK	Pflanzliche Leberkapseln und -tabletten.
GEGENANZEIGEN	Kinder unter 12 Jahre, Schwangerschaft und Stillzeit nur nach strenger Indikationsstellung durch den Arzt.
NEBENWIRKUNGEN	Vereinzelt leichte laxierende Wirkung, sehr selten Überempfindlichkeitsreaktionen.
WECHSELWIRKUNGEN	Keine bekannt.

LEBERTHERAPEUTIKA

Beispiele für Präparate, die gemäß Übersicht auf Seite 17 den Kategorien A oder B entsprechen:

Hepar-Pasc®, Filmtabletten (Pascoe)	Trockenextrakt aus Mariendistelfrüchten 20-35 : 1, Aceton Tagesdosis: 3 bis 4x 1 Filmtablette Zul.-Nr. 6041604.00.00
Legalon® 70 Protect, Kapseln (Madaus)	Trockenextrakt aus Mariendistelfrüchten 36-44 : 1, 96,7% Ethylacetat Tagesdosis: 3x 2 Kapseln Zul.-Nr. 6714159.00.00
Legalon® 140 Protect, Kapseln (Madaus)	Trockenextrakt aus Mariendistelfrüchten 36-44 : 1, 96,7% Ethylacetat Tagesdosis: bei Behandlungsbeginn 3x 1 Kapsel als Erhaltungsdosis 2x 1 Kapsel Zul.-Nr. 6713326.00.00
Phytohepar® novo, Hartkapseln (Steigerwald)	Trockenextrakt aus Mariendistelfrüchten 32-48 : 1, Ethylacetat Tagesdosis: Erwachsene u. Kinder > 12 J. 2x 1 Hartkapsel Zul.-Nr. 66313.00.00
Silimarit®, Kapseln (Bionorica)	Trockenextrakt aus Mariendistelfrüchten 40-70 : 1, Aceton Tagesdosis: 2x 1 Kapsel Zul.-Nr. 6823285.00.00

KAMILLE

Matricaria recutita

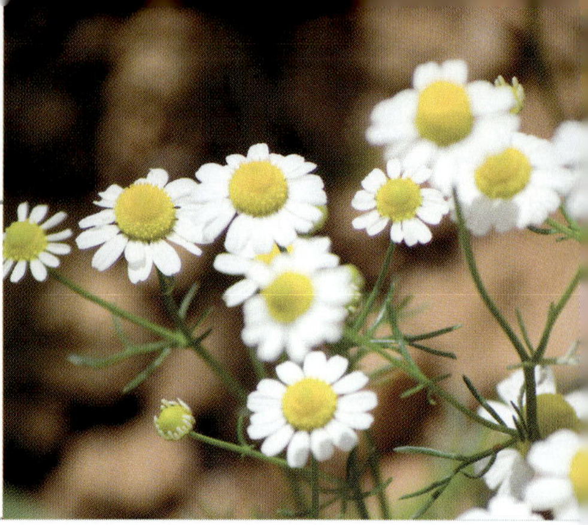

Dem aktuellen Wissensstand entsprechende Präparate aus K a m i l l e (Matricaria recutita) haben folgende Eigenschaften:

ZUSAMMENSETZUNG	Monopräparate aus Kamille
WIRKSTOFFE	Extrakte aus Kamillenblüten. Für die Qualität des Extraktes entscheidend ist: – Die Menge der verwendeten Droge (Heilpflanze) im Verhältnis zum Extrakt (Drogen-Extrakt-Verhältnis = DEV) und das Extraktionsmittel (Alkohol und Wasser). Beide Angaben müssen im Beipackzettel stehen. – Die Menge des im Präparat enthaltenen Bisabolol und Apigenin. Auch sie müssen im Beipackzettel angegeben sein.
DOSIERUNG	Die Tagesdosis beträgt 9 bis 12 g Droge. Bei Fertigpräparaten richtet sich die Dosierung nach den unterschiedlichen Anwendungsgebieten und ist im Beipackzettel angegeben.
INDIKATION	Krämpfe und entzündliche Erkrankungen in Magen-Darm-Trakt und Mundhöhle. Bei Reizzuständen der Atemwege zur Inhalation.
VERWENDUNGSZWECK	Pflanzliche Magentropfen und Magenpulver.
GEGENANZEIGEN	Überempfindlichkeit gegenüber Korbblütlern.
NEBENWIRKUNGEN	Keine bekannt.
WECHSELWIRKUNGEN	Keine bekannt.

MAGEN-DARM-MITTEL

Beispiele für Präparate, die gemäß Übersicht auf Seite 17 den Kategorien A oder B entsprechen:

Kamillin Robugen® Konzentrat (Robugen)	Auszug aus Kamillenblüten 1,7-2,6 : 1, 48% Ethanol Tagesdosis: bis zu 6 ml Zul.-Nr. 6420653.00.00

ARTISCHOCKE

Cynara scolymus

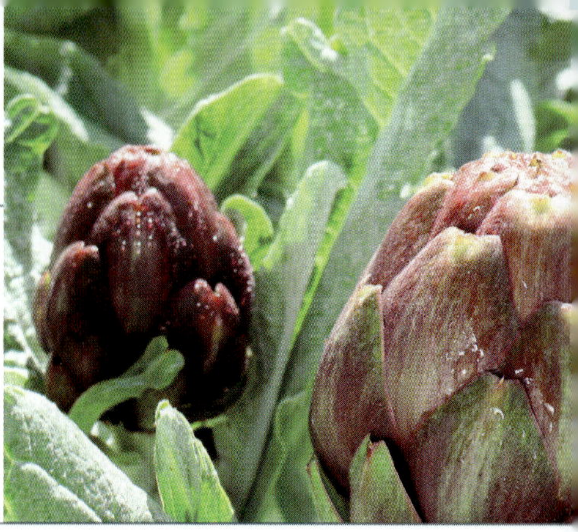

Dem aktuellen Wissensstand entsprechende Präparate aus A r t i s c h o c k e (Cynara scolymus) haben folgende Eigenschaften:

ZUSAMMENSETZUNG	Monopräparate aus Artischocke
WIRKSTOFFE	Trockenextrakte aus Artischockenblättern. Für die Qualität des Extraktes ist die Menge der verwendeten Droge (Heilpflanze) im Verhältnis zum Extrakt (Drogen-Extrakt-Verhältnis = DEV) und das Extraktionsmittel (Wasser) entscheidend. Beide Angaben müssen im Beipackzettel stehen.
DOSIERUNG	Als wirksam gelten Präparate, deren Tagesdosis im Mittel 900 bis 1500 mg Trockenextrakt beinhaltet.
INDIKATION	Dyseptische Beschwerden, die sich als Völlegefühl, Übelkeit, Blähungen oder krampfartige Oberbauchbeschwerden äußern und durch gestörte Fettverdauung infolge funktioneller Störungen des ableitenden Gallensystems bedingt sind.
VERWENDUNGSZWECK	Pflanzliche Verdauungskapseln und -tropfen
GEGENANZEIGEN	Bekannte Allergien gegen Artischocken oder andere Korbblütler, Verschluss der Gallenwege, bei Gallensteinen nur nach Rücksprache mit dem Arzt anwenden.
NEBENWIRKUNGEN	Sehr selten können allergische Reaktionen auftreten. Sehr selten leichte Durchfälle mit typischer Begleitsymptomatik (zum Beispiel Bauchkrämpfe) sowie Oberbauchbeschwerden, Übelkeit und Sodbrennen.
WECHSELWIRKUNGEN	Wirksamkeit von Antikoagulantien vom Cumarin-Typ (Phenprocoumon, Warfarin) kann abgeschwächt werden.

MAGEN-DARM-MITTEL

Beispiele für Präparate, die gemäß Übersicht auf Seite 17 den Kategorien A oder B entsprechen:

Aristochol®, Gallenkapseln (Steiner)	Trockenextrakt aus Artischockenblättern 4-6 : 1, Wasser Tagesdosis: 3 Hartkapseln Zul.-Nr. 43307.00.00
Cholagogum Nattermann Artischocke Kapseln (Cassella-med)	Trockenextrakt aus Artischockenblättern 4-6 : 1, Wasser Tagesdosis: 3x 1 Kapsel Zul.-Nr. 43566.00.00
Cholagogum Nattermann Artischocke Liquidum (Cassella-med)	Trockenextrakt aus Artischockenblättern 4-6 : 1, Wasser Tagesdosis: 3x 10 ml Zul.-Nr. 6119362.00.00
Hepar SL® forte, Hartkapseln (Cassella-med)	Trockenextrakt aus Artischockenblättern 4-6 : 1, Wasser Tagesdosis: 2x 2 Hartkapseln Zul.-Nr. 6163618.01.00

PFEFFERMINZE

Mentha piperita

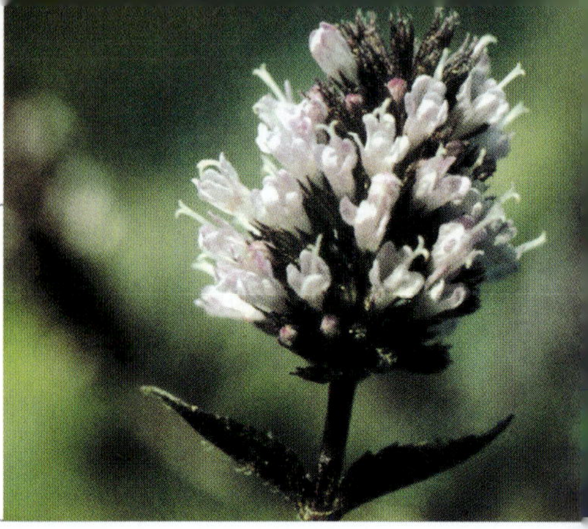

Dem aktuellen Wissensstand entsprechende Präparate aus P f e f f e r m i n z e (Mentha piperita) haben folgende Eigenschaften:

ZUSAMMENSETZUNG

– **Monopräparate** aus Pfefferminzöl
– **Kombinationspräparate**

WIRKSTOFFE

– **Monopräparate** – Pfefferminzöl
– **Kombinationspräparate** – Auszüge aus Pfefferminzblättern, Kamilleblüten und/oder Kümmelfrüchten, alkoholischer Auszug aus Bitterer Schleifenblume, Angelikawurzel, Kamillenblüten, Kümmelfrüchten, Mariendistelfrüchten, Melissenblättern, Pfefferminzblättern, Schöllkraut und Süßholzwurzel.

DOSIERUNG

Als wirksam gilt bei Monopräparaten aus Pfefferminzöl eine Tagesdosis von 0,6 ml, das entspricht etwa 540 mg. Es sollten ausschließlich magenresistente Kapseln oder Dragees verwendet werden, um Magenirritationen zu vermeiden. Für die zugelassenen Kombinationen gilt die empfohlene Dosierung.

INDIKATION

Dyseptische Beschwerden, die sich als Völlegefühl, Übelkeit, Blähungen oder krampfartige Oberbauchbeschwerden äußern und durch gestörte Fettverdauung infolge funktioneller Störungen des ableitenden Gallensystems bedingt sind.

VERWENDUNGSZWECK

– Monopräparate aus Pfefferminzöl und Kombinationen sind zur Behandlung dyspeptischer Beschwerden und des Reizdarms geeignet, der sich durch Bauchschmerzen, Blähungen, Völlegefühl, Verstopfung oder Durchfall bemerkbar macht.
– Kombinationspräparate sind zur Behandlung von funktionellen und motilitätsbedingten Magen-Darm-Erkrankungen wie Reizmagen- und Reizdarmsyndrom einschließlich krampfartiger Beschwerden des Magen-Darm-Traktes (Magen- und Darmspasmen) sowie zur unterstützenden Behandlung bei Beschwerden bei Magenschleimhautentzündungen (Gastritis) geeignet.

GEGENANZEIGEN

Überempfindlichkeit gegen einen der Bestandteile.

NEBENWIRKUNGEN

Keine bekannt.

WECHSELWIRKUNGEN

Keine bekannt.

MAGEN-DARM-MITTEL

Beispiele für Präparate, die gemäß Übersicht auf Seite 17 den Kategorien A oder B entsprechen:

Iberogast®, Flüssigkeit (Steigerwald)

Frischpflanzenauszug aus Bitterer Schleifenblume 1 : 1,5-2,5, 50% Ethanol
Auszug aus Angelikawurzeln, Kümmelfrüchten, Mariendistelfrüchten, Melissenblättern, Pfefferminzblättern, Schöllkraut und Süßholzwurzeln jeweils 1 : 2,5-3,5, 30% Ethanol
Auszug aus Kamillenblüten 1 : 2-4, 30% Ethanol
Tagesdosis: Kinder < 3 Mo. 3x 6 Tropfen
Kinder von 3 Mo. bis 3 J. 3x 8 Tropfen
Kinder von 3 bis 6 J. 3x 10 Tropfen
Kinder von 6 bis 12 J. 3x 15 Tropfen
Erwachsene und Jugendliche 3x 20 Tropfen
Zul.-Nr. 6463148.00.00

Pascoventral®, Tropfen (Pascoe)

Fluidextrakt aus Pfefferminzblättern 1 : 1-2, 37% Ethanol,
Fluidextrakt aus Kamillenblüten 1 : 2, 10% Ammoniaklösung, 94% Ethanol
Fluidextrakt aus Kümmelfrüchten 1 : 2, 43% Ethanol
Tagesdosis: Säuglinge u. Kinder bis 6 J. 5 bis 10 Tropfen
Kinder von 6 bis 12 J. 15 bis 20 Tropfen
Erwachsene u. Kinder > 12 J. 3x 80 Tropfen
Zul.-Nr. 6733926.00.00

SÄGEPALME

Sabal serrulata

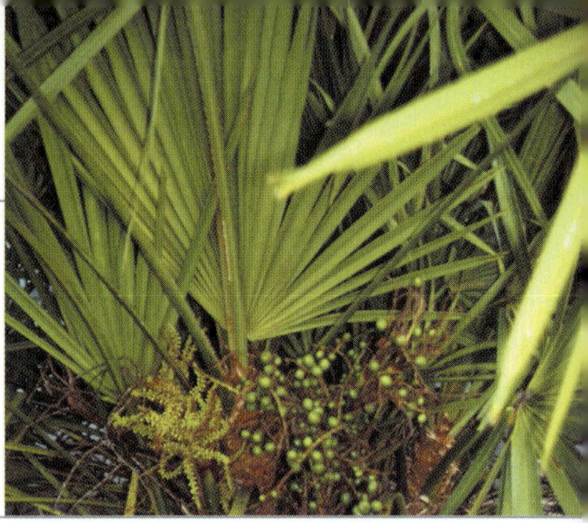

Dem aktuellen Wissensstand entsprechende Präparate aus S ä g e p a l m e (Sabal serrulata) haben folgende Eigenschaften:

ZUSAMMENSETZUNG

– **Monopräparate** aus Sabal
– **Kombinationen** aus Sabal mit Brennnessel

WIRKSTOFFE

Extrakte aus Sabalfrüchten. Für die Qualität des Extraktes ist die Menge der verwendeten Droge (Heilpflanze) im Verhältnis zum Extrakt (Drogen-Extrakt-Verhältnis = DEV) und das Extraktionsmittel (Alkohol oder Hexan) entscheidend. Beide Angaben müssen im Beipackzettel stehen. Bei Kombinationen mit Brennnessel müssen DEV-Werte für beide Drogen angegeben werden.

DOSIERUNG

– Monopräparate sind dann wirksam, wenn sie 320 mg des mit Alkohol oder Hexan hergestellten Extraktes als Tagesdosis beinhalten.
– Die Kombination muss, soll sie wirksam sein, 320 mg Extrakt aus Sabalfrüchten mit 240 mg Trockenextrakt aus Brennnesselwurzeln als Tagesdosis verbinden.

INDIKATION

Beschwerden beim Wasserlassen infolge einer gutartigen Prostatavergrößerung (Benigne Prostatahyperplasie BPH) in den Stadien I und II nach Alken oder Stadium I bis III nach Vahlensieck.

VERWENDUNGSZWECK

Pflanzliche Kapseln und Tropfen zur Erleichterung des Wasserlassens.

GEGENANZEIGEN

Keine bekannt.

NEBENWIRKUNGEN

Selten Magen-Beschwerden.
Sehr selten Überempfindlichkeitsreaktionen.

WECHSELWIRKUNGEN

Keine bekannt.

PROSTATAMITTEL

Beispiele für Präparate, die gemäß Übersicht auf Seite 17 den Kategorien A oder B entsprechen:

Prosta Urgenin® Uno, Kapsel (Madaus)	Extrakt aus Sägepalmenfrüchten 8,0-9,52 : 1, 90% Ethanol; Tagesdosis: 1 Kapsel Zul.-Nr. 0095532/22952
Prostagutt® forte 80/60 mg, Flüssigkeit (Schwabe)	Extrakt aus Sägepalmenfrüchten 10-14,3 : 1, 90% Ethanol; Trockenextrakt aus Brennnesselwurzeln 7,6-12,5 : 1, 60% Ethanol Tagesdosis: 3x 40 Tropfen Zul.-Nr. 6402141.00.00
Prostagutt® forte 160/120 mg, Kapseln (Schwabe)	Extrakt aus Sägepalmenfrüchten 10-14,3 :1, 90% Ethanol; Trockenextrakt aus Brennnesselwurzeln 7,6-12,5 : 1, 60% Ethanol Tagesdosis: 2x 1 Kapsel Zul.-Nr. 29189.00.00
Prostagutt® mono, Kapseln (Schwabe)	Extrakt aus Sägepalmenfrüchten 10-14,3 : 1, 90% Ethanol Tagesdosis: 2x 1 Kapsel Zul.-Nr. 6679322.00.00
Prostagutt® uno, Kapseln (Schwabe)	Extrakt aus Sägepalmenfrüchten 10-14,3 : 1, 90% Ethanol Tagesdosis: 1 Kapsel Zul.-Nr. 33495.00.00
Remiprostan® uno Kapseln (Schaper & Brümmer)	Extrakt aus Sägepalmenfrüchten 8-13 : 1, 90% Ethanol Tagesdosis: 1 Kapsel Zul.-Nr. 37472.00.00
Steiprostat® uno, Kapseln (Steigerwald)	Extrakt aus Sägepalmenfrüchten 9-11 : 1, 96% Ethanol Tagesdosis: 1 Kapsel Zul.-Nr. 38254.00.00

BRENNNESSEL

Urtica

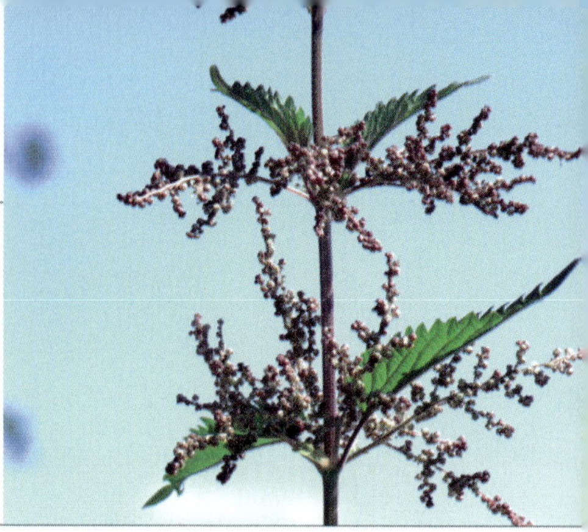

Dem aktuellen Wissensstand entsprechende Präparate aus B r e n n n e s s e l (Urtica) haben folgende Eigenschaften:

ZUSAMMENSETZUNG	Monopräparate aus Brennnessel
WIRKSTOFFE	Trockenextrakte oder Fluidextrakte aus Brennnesselwurzel. Für die Qualität des Extraktes ist die Menge der verwendeten Droge (Heilpflanze) im Verhältnis zum Extrakt (Drogen-Extrakt-Verhältnis = DEV) und das Extraktionsmittel (Alkohol) entscheidend. Beide Angaben müssen im Beipackzettel stehen.
DOSIERUNG	Die wirksame Dosis beträgt 4 bis 6 g Droge täglich, das entspricht bei Fluidextrakten 5 ml. Bei Trockenextrakten liegt die wirksame Tagesdosis – je nach Art der Herstellung des einzelnen Präparates – zwischen 300 bis 1000 mg. Sie muss jeweils im Beipackzettel angegeben werden.
INDIKATION	Beschwerden beim Wasserlassen infolge einer gutartigen Prostatavergrößerung (Benigne Prostatahyperplasie BPH) in den Stadien I und II nach Alken oder Stadium I bis III nach Vahlensieck.
VERWENDUNGSZWECK	Pflanzliche Tabletten, Dragees und Kapseln zur Erleichterung des Wasserlassens.
GEGENANZEIGEN	Keine bekannt.
NEBENWIRKUNGEN	Gelegentlich leichte Magen-Darm-Beschwerden. Selten allergische Reaktionen (Juckreiz, Hautausschlag, Nesselsucht).
WECHSELWIRKUNGEN	Keine bekannt.

PROSTATAMITTEL

Beispiele für Präparate, die gemäß Übersicht auf Seite 17 den Kategorien A oder B entsprechen:

Bazoton® uno, Filmtabletten (Abbott)	Trockenextrakt aus Brennnesselwurzeln 7,1-14,3 : 1, 20% Methanol Tagesdosis: 1 Filmtablette Zul.-Nr. 6166829.00.00
Prostaherb® N, Dragees (Cesra)	Trockenextrakt aus Brennnesselwurzel 7,1-14,3 : 1, 20% Methanol Tagesdosis: 3x 1 Dragee Zul.-Nr. 6359273.00.00
Prosta-Truw®, Kapseln (Truw)	Trockenextrakt aus Brennnesselwurzeln 6,7-8,3 : 1, 20% Ethanol Tagesdosis: 3x 1 Kapsel Zul.-Nr. 6036282.00.00

GOLDRUTE

Solidago virgaurea

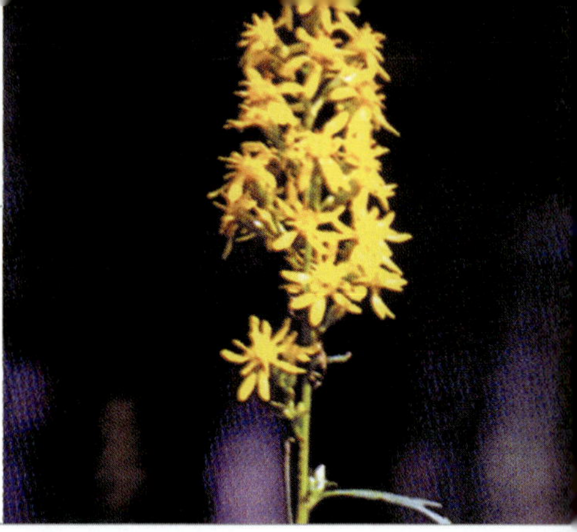

Dem aktuellen Wissensstand entsprechende Präparate aus G o l d r u t e (Solidago virgaurea) haben folgende Eigenschaften:

ZUSAMMENSETZUNG	Monopräparate aus Goldrutenkraut
WIRKSTOFFE	Trockenextrakte oder Fluidextrakte aus Goldrutenkraut. Für die Qualität des Extraktes ist die Menge der verwendeten Droge (Heilpflanze) im Verhältnis zum Extrakt (Drogen-Extrakt-Verhältnis = DEV) und das Extraktionsmittel (Alkohol) entscheidend. Beide Angaben müssen im Beipackzettel stehen.
DOSIERUNG	Als wirksame Tagesdosis gelten 6 bis 12 g Droge, das entspricht bei Trockenextrakten mindestens 1600 mg, bei Fluidextrakten mindestens 10 ml. Hinweis: Zusätzlich soll viel getrunken werden.
INDIKATION	Goldrutenextrakte eignen sich für Patienten nach Harnsteinzertrümmerung, zur Rezidivprophylaxe bei Harnsteinbildung und zur unterstützenden Therapie bei leichten Harnwegsinfektionen.
VERWENDUNGSZWECK	Pflanzliche Tabletten, Kapseln und Tropfen zur Verbesserung der Nierentätigkeit und bei Harnsteinen.
GEGENANZEIGEN	Keine bekannt.
NEBENWIRKUNGEN	Keine bekannt.
WECHSELWIRKUNGEN	Keine bekannt.

UROLOGIKA

Beispiele für Präparate, die gemäß Übersicht auf Seite 17 den Kategorien A oder B entsprechen:

Cystinol long® Kapseln (Schaper & Brümmer)	Trockenextrakt aus echtem Goldrutenkraut 5,0-7,1 : 1, 30% Ethanol Tagesdosis: 3 bis 4 Kapseln Zul.-Nr. 36787.00.00
Nephrisol® mono, alkoholfreie Flüssigkeit (Cesra)	Trockenextrakt aus echtem Goldrutenkraut 5,0-6,1 : 1, 50% Ethanol Tagesdosis: 3x 5 ml Zul.-Nr. 6381864.00.00
Solidago Steiner® Oblongtabletten (Steiner)	Trockenextrakt aus echtem Goldrutenkraut 5,0-7,0 : 1, 60% Ethanol Tagesdosis: 4 bis 5 Oblongtabletten Zul.-Nr. 6319888.00.00

KEUSCHLAMM

Agnus castus

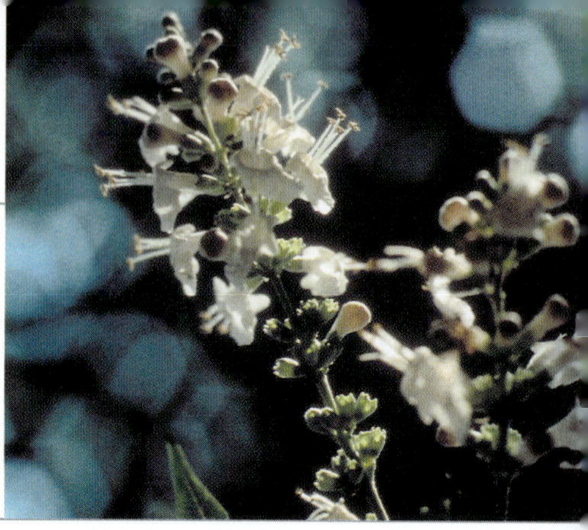

Dem aktuellen Wissensstand entsprechende Präparate aus K e u s c h l a m m (Agnus castus) haben folgende Eigenschaften:

ZUSAMMENSETZUNG	Monopräparate aus Keuschlamm
WIRKSTOFFE	Trockenextrakte oder Tinkturen aus Keuschlammfrüchten. Für die Qualität des Extraktes sind die Menge der verwendeten Droge (Heilpflanze) im Verhältnis zum Extrakt (Drogen-Extrakt-Verhältnis = DEV) und das Extraktionsmittel (Alkohol) entscheidend. Beide Angaben müssen im Beipackzettel stehen.
DOSIERUNG	Als wirksam gelten Präparate, deren Tagesdosis 30 bis 40 mg Droge beinhaltet. Das entspricht – je nach Art der Herstellung – 2,1 bis 4,0 mg Trockenextrakt oder 175 bzw. 350 mg Tinktur pro Tag. Die Tagesdosis muss jeweils im Beipackzettel angegeben werden.
INDIKATION	Regeltempoanomalien, prämenstruelle Beschwerden, Spannungs- und Schwellungsgefühl in den Brüsten (Mastodynie).
VERWENDUNGSZWECK	Pflanzliche Tabletten, Kapseln und Tropfen zur Stabilisierung des weiblichen Zyklus.
GEGENANZEIGEN	Schwangerschaft, Stillzeit, Hypophysentumoren, Mammakarzinom.
NEBENWIRKUNGEN	Nach der Einnahme von Arzneimitteln, die Keuschlammfrüchte enthalten, werden Kopfschmerzen, Juckreiz, Bauchbeschwerden wie Übelkeit, Magen- und Unterbauchschmerzen, beschrieben. Es werden auch Fälle von systemischen Überempfindlichkeitsreaktionen mit Exanthem, Urtikaria, Quincke-Ödem, Dyspnoe und Schluckbeschwerden, beschrieben. Es wurden vorübergehende psychomotorische Unruhe, Verwirrtheitszustände und Halluzinationen beobachtet. Über die Häufigkeit dieser möglichen Nebenwirkungen liegen keine Angaben vor.
WECHSELWIRKUNGEN	Keine bekannt. Theoretisch ist eine wechselseitige Abschwächung der Wirkung bei Gabe von Dopamin-Rezeptor-Antagonisten möglich.

GYNÄKOLOGIKA

Beispiele für Präparate, die gemäß Übersicht auf Seite 17 den Kategorien A oder B entsprechen:

Agnolyt® Hartkapseln (Madaus)	Trockenextrakt aus Keuschlammfrüchten 9,58-11,5 : 1, 60% Ethanol Tagesdosis: 1 Hartkapsel Zul.-Nr. 44182.00.00
Agnolyt® Lösung (Madaus)	Tinktur aus Keuschlammfrüchten 1 : 5, 58 Vol.-% Alkohol Tagesdosis: 1x 40 Tropfen Zul.-Nr. 6093533.00.00
Agnucaston® Filmtabletten (Bionorica)	Trockenextrakt aus Keuschlammfrüchten 7-11 : 1, 70% Ethanol Tagesdosis: 1 Filmtablette Zul.-Nr. 29636.00.00
Biofem® Filmtabletten (Hexal)	Trockenextrakt aus Keuschlammfrüchten 7-13 : 1, 60% Ethanol Tagesdosis: 1 Filmtablette Zul.-Nr. 39453.00.00
Femicur® N Kapseln (Schaper & Brümmer)	Trockenextrakt aus Keuschlammfrüchten 7-13 : 1, 60% Ethanol Tagesdosis: 1 Hartkapsel Zul.-Nr. 44087.00.00
Feminon® A, Hartkapseln (Cesra)	Trockenextrakt aus Keuschlammfrüchten 7-13 : 1, 60% Ethanol Tagesdosis: 1 Hartkapsel Zul.-Nr. 44204.00.00
Sarai® Kapseln (Steiner)	Trockenextrakt aus Keuschlammfrüchten 7-13 : 1, 60% Ethanol Tagesdosis: 1 Kapsel Zul.-Nr. 39593.00.00

TRAUBENSILBERKERZE

Cimicifuga racemosa

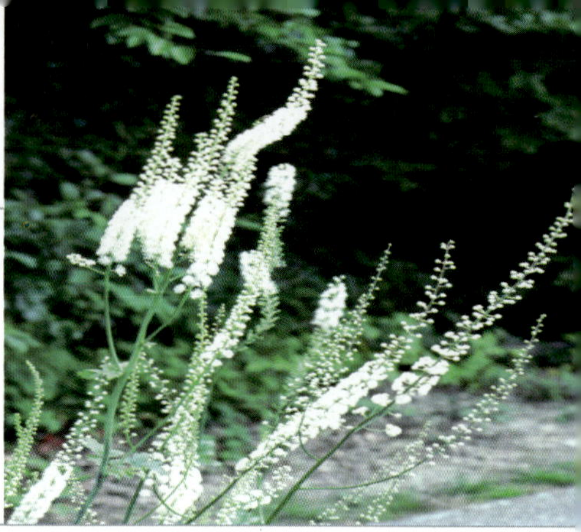

Dem aktuellen Wissensstand entsprechende Präparate aus Traubensilberkerze (Cimicifuga racemosa) haben folgende Eigenschaften:

ZUSAMMENSETZUNG

- **Monopräparate** aus Cimicifuga
- **Kombinationspräparate**, für die es eine Zulassung nach der Richtlinie 65/65/EWG gibt

WIRKSTOFFE

- Trockenextrakte, Fluidextrakte oder Tinkturen aus Cimicifugawurzelstock. Für die Qualität des Extraktes sind die Menge der verwendeten Droge (Heilpflanze) im Verhältnis zum Extrakt (Drogen-Extrakt-Verhältnis = DEV) und das Extraktionsmittel (Alkohol) entscheidend. Beide Angaben müssen im Beipackzettel stehen.
- Extrakte aus Cimicifugawurzelstock und Johanniskraut.

DOSIERUNG

Die wirksame Dosis beträgt 40 mg Droge täglich. Das entspricht bei Fluidextrakten 40 mg, bei Tinkturen 200 mg. Bei Trockenextrakten liegt die wirksame Tagesdosis – je nach Art der Herstellung des einzelnen Präparates – zwischen 4,2 mg und 7,5 mg. Die Tagesdosis muss jeweils im Beipackzettel angegeben werden. Bei Kombinationsarzneimitteln können auch geringere Tagesdosen der einzelnen Kombinationspartner eingesetzt werden.

INDIKATION

Zur Verbesserung von psychischen und neurovegetativen Beschwerden der Frau, die durch die Wechseljahre bedingt sind.

VERWENDUNGSZWECK

Pflanzliche Tabletten, Kapseln und Tropfen zur Linderung von Wechseljahrbeschwerden.

GEGENANZEIGEN

Östrogenabhängige Tumoren, Schwangerschaft, Stillzeit.

NEBENWIRKUNGEN

Selten kann es zu Gewichtszunahme kommen. Bei der Anwendung von Cimicifuga-haltigen Arzneimitten sind Fälle von Magen-Darm-Beschwerden (dyspeptische Beschwerden, Durchfall), allergischen Reaktionen der Haut (Nesselsucht, Hautjucken, Hautausschlag), Gesichtsödemen, peripheren Ödemen und Leberschädigungen aufgetreten. Es wurde über Spannungsgefühle in den Brüsten und menstruationsähnliche Blutungen berichtet.

WECHSELWIRKUNGEN

Die gleichzeitige Einnahme von Östrogenen kann deren Wirkung verstärken.

GYNÄKOLOGIKA	Beispiele für Präparate, die gemäß Übersicht auf Seite 17 den Kategorien A oder B entsprechen:
Femikliman® uno, Filmtabletten (Hexal)	Trockenextrakt aus Cimicifugawurzelstock 4,5-8,5 : 1, 60% Ethanol Tagesdosis: 1 Filmtablette Zul.-Nr. 3878.00.00
Feminon® C, Hartkapseln (Cesra)	Trockenextrakt aus Cimicifugawurzelstock 4,5-8,5 : 1, 60% Ethanol Tagesdosis: 1 Hartkapsel Zul.-Nr. 41780.00.00
Klimadynon® Filmtabletten (Bionorica)	Trockenextrakt aus Cimicifugawurzelstock 5-10 : 1, 58% Ethanol Tagesdosis: 2x 1 Filmtablette Zul.-Nr. 6758702.00.00
Klimadynon®Uno, Filmtabletten (Bionorica)	Trockenextrakt aus Cimicifugawurzelstock 4,5-8,5 : 1, 60% Ethanol Tagesdosis: 1 Filmtablette Zul.-Nr. 38736.00.00
Remifemin®, Tabletten (Schaper & Brümmer)	Trockenextrakt aus Cimicifugawurzelstock 6-11 : 1, 40% Propan-2-ol Tagesdosis: 2 Tabletten Reg.-Nr. R988
Remifemin® plus, Filmtabletten (Schaper & Brümmer)	Trockenextrakt aus Johanniskraut entspr. 0,25 mg Gesamthypericin Trockenextrakt aus Cimicifugawurzelstock entspr. 1,0 mg 27-Deoxyactein Tagesdosis: 2 bis 4 Filmtabletten Reg.-Nr. P785
Sinei®, Kapseln (Steiner)	Trockenextrakt aus Cimicifugawurzelstock 4,5-8,5 : 1, 60% Ethanol Tagesdosis: 1 Kapsel Zul.-Nr. 42960.00.00

ROSSKASTANIE

Aesculus hippocastanum

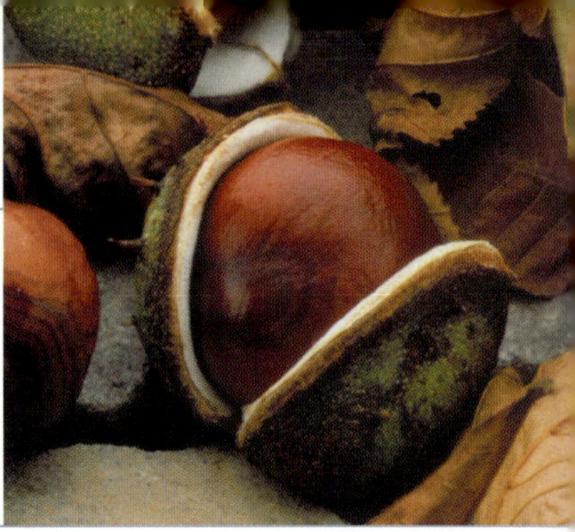

Dem aktuellen Wissensstand entsprechende Präparate aus R o s s k a s t a n i e (Aesculus hippocastanum) haben folgende Eigenschaften:

ZUSAMMENSETZUNG Monopräparate aus Rosskastaniensamen

WIRKSTOFFE Trockenextrakte aus Rosskastaniensamen. Für die Qualität des Extraktes entscheidend ist:
– Die Menge der verwendeten Droge (Heilpflanze) im Verhältnis zum Extrakt (Drogen-Extrakt-Verhältnis = DEV) und das Extraktionsmittel (Alkohol). Beide Angaben müssen im Beipackzettel stehen.
– Die Menge des im Präparat enthaltenen Aescin. Der Aescin-Gehalt pro Einzeldosis – manchmal als Triterpenglykoside aufgeführt – muss ebenfalls im Beipackzettel angegeben sein.

DOSIERUNG Als wirksam gelten Präparate, deren Tagesdosis 100 mg Aescin beinhaltet.

INDIKATION Behandlung von Beschwerden, die durch eine Erkrankung der Beinvenen (chronische Veneninsuffizienz) verursacht sind, wie zum Beispiel Schmerzen und Schweregefühl in den Beinen, nächtliche Wadenkrämpfe, Juckreiz oder Beinschwellungen.

VERWENDUNGSZWECK Pflanzliche Kapseln und Dragees zur Linderung von Beschwerden bei Erkrankungen der Beinvenen (chronische Venenschwäche).

GEGENANZEIGEN Überempfindlichkeit gegen Rosskastaniensamen, Schwangerschaft, Stillzeit.

NEBENWIRKUNGEN Sehr selten Juckreiz, Übelkeit, Magen-Darm-Beschwerden.
In einem Fall wurde über eine schwerwiegende allergische Reaktion berichtet.

WECHSELWIRKUNGEN Keine bekannt.

VENENTHERAPEUTIKA

Beispiele für Präparate, die gemäß Übersicht auf Seite 17 den Kategorien A oder B entsprechen:

Aescorin® forte Kapseln (Steigerwald)

Trockenextrakt aus Rosskastaniensamen
5-7 : 1, 68% Ethanol
Tagesdosis: 2x 1 Kapsel
Zul.-Nr. 6464633.00.00

Aescuven® forte, Dragees (Cesra)

Trockenextrakt aus Rosskastaniensamen
5-7 : 1, 50% Ethanol
Tagesdosis: 2x 1 Dragee
Zul.-Nr. 0381522/2615

Essaven® Kapsel (Cassella-med)

Trockenextrakt aus Rosskastaniensamen
5-7 : 1, 60% Ethanol
Tagesdosis: 2x 1 Kapsel
Reg.-Nr. E 1050

Noricaven® retard, Retardtabletten (Bionorica)

Trockenextrakt aus Rosskastaniensamen
4,5-5,5 : 1, 50% Ethanol
Tagesdosis: 2x 1 Retardtablette
Zul.-Nr. 37855.00.00

Venoplant® retard S, Retardtabletten (Schwabe)

Trockenextrakt aus Rosskastaniensamen
4,5-5,5 : 1, 50% Ethanol
Tagesdosis: 2x 1 Retardtablette
Zul.-Nr. 316112.00.00

EFEU

Hedera helix

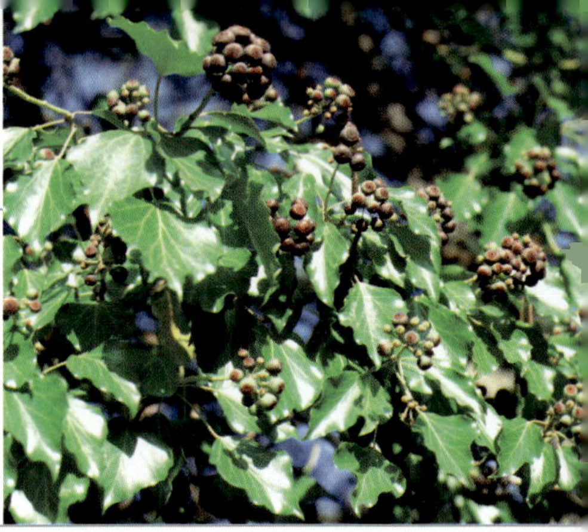

Dem aktuellen Wissensstand entsprechende Präparate aus E f e u (Hedera helix) haben folgende Eigenschaften:

ZUSAMMENSETZUNG	Monopräparate aus Efeu
WIRKSTOFFE	Trockenextrakte oder Fluidextrakte aus Efeublättern. Für die Qualität des Extraktes sind die Menge der verwendeten Droge (Heilpflanze) im Verhältnis zum Extrakt (Drogen-Extrakt-Verhältnis = DEV) und das Extraktionsmittel (Alkohol) entscheidend. Beide Angaben müssen im Beipackzettel stehen.
DOSIERUNG	Die wirksame Dosis beträgt 0,3 g Droge täglich. Das entspricht – je nach Art der Herstellung des einzelnen Präparates – 45 bis 70 mg Trockenextrakt. Bei Fluidextrakten werden je nach DEV entweder 300 mg (DEV 1:1) oder 3 g (DEV 1:10) verwendet. Abweichend hiervon wird bei einigen alkoholfreien Präparaten* aufgrund kontrollierter klinischer Studien eine höhere Tagesdosis verabreicht.
INDIKATION	Katarrhe der Luftwege, symptomatische Behandlung chronisch-entzündlicher Bronchialerkrankungen.
VERWENDUNGSZWECK	Pflanzliche Hustentropfen, Hustensaft und Hustentabletten.
GEGENANZEIGEN	Keine bekannt.
NEBENWIRKUNGEN	Keine bekannt.
WECHSELWIRKUNGEN	Keine bekannt.

EXPEKTORANTIA/ BRONCHOLYTIKA

Beispiele für Präparate, die gemäß Übersicht auf Seite 17 den Kategorien A oder B entsprechen:

Bronchilon®, Lösung (Cesra)	Trockenextrakt aus Efeublättern 6-7 : 1, 40% Ethanol Tagesdosis: Kinder < 4 J. 3x 10 bis 14 Tropfen Kinder von 5 bis 11 J. 3x 14-17 Tropfen Erwachsene und Kinder > 12 J. 3x 21 bis 26 Tropfen Zul.-Nr. 6381108.00.00
Hedelix® Hustensaft (Krewel Meuselbach)	Auszug aus Efeublättern 2,2-2,9 : 1, 50% Ethanol, Propylenglycol (98:2) Tagesdosis: Kinder < 1 J. 1x 2,5 ml Kinder von 1 bis 4 J. 3x 2,5 ml Kinder von 4 bis 10 J. 4x 2,5 ml Erwachsene und Kinder > 10 J. 3x 5 ml Zul.-Nr. 6428904.00.00
Hedelix® s.a., Tropfen (Krewel Meuselbach)	Auszug aus Efeublättern 2,2-2,9 : 1, 50% Ethanol, Propylenglycol (98:2) Tagesdosis: Kinder von 2 bis 4 J. 3x 16 Tropfen Kinder von 4 bis 10 J. 3x 21 Tropfen Erwachsene und Kinder > 10 J. 3x 31 Tropfen Zul.-Nr. 6241057.00.00
Hedelix® Husten-Brausetabletten (Krewel Meuselbach)	Trockenextrakt aus Efeublättern 4-8 : 1, 30% Ethanol Tagesdosis: 1 Brausetablette Zul.-Nr. 49746.00.00
Prospan® Husten-Brausetabletten (Engelhard)	Trockenextrakt aus Efeublättern 5-7,5 : 1, 30% Ethanol Tagesdosis: Kinder von 4 bis 12 J. 3x ½ Brausetablette Erwachsene u. Kinder > 12 J. 2x 1 Brausetablette Zul.-Nr. 6527919.00.00

EXPEKTORANTIA/ BRONCHOLYTIKA	Beispiele für Präparate, die gemäß Übersicht auf Seite 17 den Kategorien A oder B entsprechen:
Prospan® Hustenliquid, Flüssigkeit (Engelhard)	Trockenextrakt aus Efeublättern 5-7,5 : 1, 30% Ethanol Tagesdosis: 3x 5 ml Zul.-Nr. 6528623.00.00
Prospan® Hustensaft*, Lösung (Engelhard)	Trockenextrakt aus Efeublättern 5-7,5 : 1, 30% Ethanol Tagesdosis: Kinder < 1 J. 2x 2,5 ml Kinder von 1 bis 5 J. 3x 2,5 ml Kinder von 6 bis 9 J. 3x 5,0 ml Kinder > 10 J. 3x 5,0 ml Erwachsene 3x 5,0 (ggf. 7,5) ml Zul.-Nr. 6385862.00.00
Prospan® Hustentabletten* (Engelhard)	Trockenextrakt aus Efeublättern 5-7,5 : 1, 30% Ethanol Tagesdosis: 3x 2 Tabletten Zul.-Nr. 6166781.00.00
Prospan® Hustentropfen, Lösung (Engelhard)	Trockenextrakt aus Efeublättern 5-7,5 : 1, 30% Ethanol Tagesdosis: Kinder von 1 bis 4 J. 3x 12 Tropfen Kinder von 4 bis 10 J. 3x 16 Tropfen Erwachsene u. Kinder > 10 J. 3x 24 Tropfen Zul.-Nr. 6528652.00.00
Prospan® Hustenzäpfchen* (Engelhard)	Trockenextrakt aus Efeublättern 5-7,5 : 1, 30% Ethanol Tagesdosis: Säuglinge/Kleinkinder 2x 1 Zäpfchen Schulkinder 3x 1 Zäpfchen
Sinuc® Saft (Hexal)	Trockenextrakt aus Efeublättern 6-7 : 1, 40% Ethanol Tagesdosis: Kinder von 1 bis 3 J. 3x 1 ml Kinder von 4 bis 12 J. 3x 1,5 ml Erwachsene u. Kinder > 12 J. 3x 2 ml Zul.-Nr. 6158014.00.00

EXPEKTORANTIA/ BRONCHOLYTIKA	Beispiele für Präparate, die gemäß Übersicht auf Seite 17 den Kategorien A oder B entsprechen:
Sinuc® Tropfen (Hexal)	Trockenextrakt aus Efeublättern 6-7 : 1, 40% Ethanol Tagesdosis: Kinder von 4 bis 12 J. 3x 21 Tropfen Erwachsene u. Kinder > 12 J. 3x 27 Tropfen Zul.-Nr. 6672863.00.01

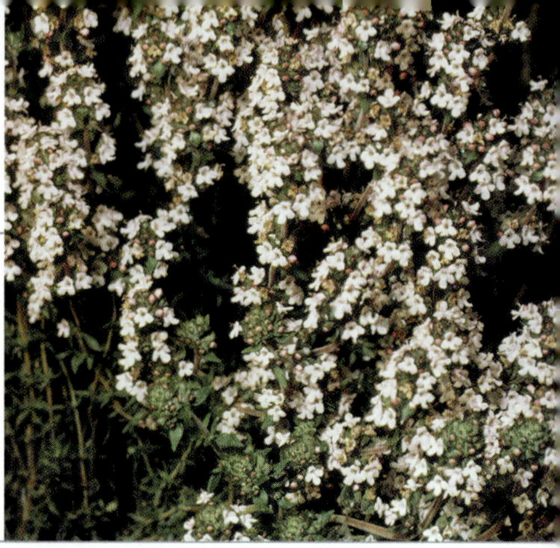

THYMIAN

Thymus

Dem aktuellen Wissensstand entsprechende Monopräparate aus Thymian (Thymus) haben folgende Eigenschaften:

ZUSAMMENSETZUNG	Monopräparate aus Thymian
WIRKSTOFFE	Thymianpräparate werden entweder als Trockenextrakte oder als Fluidextrakte bzw. Thymianöl aus Thymiankraut gewonnen. Für die Qualität des Extraktes sind die Menge der verwendeten Droge (Heilpflanze) im Verhältnis zum Extrakt (Drogen-Extrakt-Verhältnis = DEV) und das Extraktionsmittel entscheidend. Beide Angaben müssen im Beipackzettel stehen.
DOSIERUNG	Die wirksame Dosis beträgt 10g Droge täglich, das entspricht bei Trockenextrakten – je nach Art der Herstellung des einzelnen Präparates – 1000 bis 1250 mg, bei Fluidextrakten 3 bis 6 g. Die Tagesdosis muss jeweils im Beipackzettel angegeben werden.
INDIKATION	Zur Behandlung von Katarrhen der oberen Luftwege und akuter Bronchitis.
VERWENDUNGSZWECK	Pflanzliche Hustentropfen, Hustentabletten und Hustensaft.
GEGENANZEIGEN	Überempfindlichkeit gegen einen der Bestandteile.
NEBENWIRKUNGEN	In sehr seltenen Fällen Magenbeschwerden, Übelkeit und allergische Reaktionen.
WECHSELWIRKUNGEN	Keine bekannt.

ANTITUSSIVA/ EXPEKTORANTIA

Beispiele für Präparate, die gemäß Übersicht auf Seite 17 den Kategorien A oder B entsprechen:

Aspecton® DS Hustensaft (Krewel Meuselbach)	Dickextrakt aus Thymiankraut 1,7-2,5 : 1, Mischung aus 10% Ammoniaklösung, 85% Glycerol, 90% Ethanol, Wasser (1 : 20 : 70 : 109) Tagesdosis: Kinder von 1 bis 4 J. 2x 2,5 ml Kinder von 5 bis 10 J. 3 bis 4x 2,5 ml Kinder von 11 bis 12 J. 3x 5ml Erwachsene u. Kinder > 12 J. 3 bis 4x 10 ml Zul.-Nr. 65617.00.00
Aspecton® DS Hustentropfen (Krewel Meuselbach)	Dickextrakt aus Thymiankraut 1,7-2,5 : 1, Mischung aus 10% Ammoniaklösung, 85% Glycerol, 90% Ethanol, Wasser (1 : 20 : 70 : 109) Tagesdosis: Kinder von 2 bis 4 J. 2x 10 Tropfen Kinder von 5 bis 10 J. 3 bis 4x 10 Tropfen Kinder von 11 bis 12 J. 3x 15 Tropfen Erwachsene und Kinder > 12 J. 3 bis 4x 31 bis 61 Tropfen Zul.-Nr. 65616.00.00
Aspecton® Hustentropfen (Krewel Meuselbach)	Dickextrakt aus Thymiankraut 1,7-2,5 : 1, Mischung aus 10% Ammoniaklösung, 85% Glycerol, 90% Ethanol, Wasser (1 : 20 : 70 : 109) Tagesdosis: Kinder von 2 bis 4 J. 1 bis 3x 8 bis 30 Tropfen, Kinder von 4 bis 10 J. 1 bis 3x 14 bis 37 Tropfen, Erwachsene und Kinder von 10 bis 16 J. 1 bis 3x 30 bis 60 Tropfen Zul.-Nr. 6357788.00.00
Bronchicum® Pastillen (Cassella-med)	Flüssigextrakt aus Thymiankraut 1 : 2-2,5, Mischung aus 10% Ammoniaklösung, 85% Glycerol, 90% Ethanol, Wasser Tagesdosis: mehrmals 1 bis 2 Lutschtabletten Zul.-Nr. 6111165.00.00

THYMIAN

ANTITUSSIVA/ EXPEKTORANTIA	Beispiele für Präparate, die gemäß Übersicht auf Seite 17 den Kategorien A oder B entsprechen:
Bronchipret® Thymian Pastillen (Bionorica)	Trockenextrakt aus Thymiankraut 6-10 : 1, 70% Ethanol Tagesdosis: Kinder von 6 bis 12 J. 4x 2 bis 3 Pastillen Erwachsene und Kinder > 12 J. mehrmals 3 bis 4 Pastillen Zul.-Nr. 36748.00.00
Melrosum® Hustensirup (Cassella-med)	Thymianfluidextrakt 1 : 2-2,5, 10% Ammoniaklösung, 85% Glycerol, 90% Ethanol, Wasser Tagesdosis: Kinder von 1 bis 4 J. 3x 5 ml Kinder von 4 bis 12 J. 3x 7,5 ml Erwachsene und Kinder > 12 J. 3x 10 ml Zul.-Nr. 6418202.00.00
Soledum® Hustensaft (cassella-med)	Fluidextrakt aus Thymian DAB Tagesdosis: Kinder < 3 J. 3x 1,25 ml Kinder von 3 bis 6 J. 3x 2,5 ml Kinder von 6 bis 12 J. 3x 5,0 ml Erwachsene und Kinder > 12 J. 3x 10,0 ml Zul.-Nr. 17924.00.00
Soledum® Hustentropfen (cassella-med)	Fluidextrakt aus Thymian DAB Tagesdosis: Kinder < 3 J. 3x 6 Tropfen Kinder von 3 bis 6 J. 3x 11 Tropfen Kinder von 6 bis 12 J. 3x 22 Tropfen Erwachsene und Kinder > 12 J. 3x 33 Tropfen Zul.-Nr. 17925.00.00
Tussiflorin® Thymian, Flüssigkeit (Pascoe)	Fluidextrakt aus Thymiankraut 1 : 2-2,5, 10% Ammoniaklösung, 85% Glycerol, 90% Ethanol Tagesdosis: Kinder von 1 bis 4 J. 3x 2,5 ml (1/2 Messbecher) Kinder von 5 bis 11 J. 2 bis 3x 5ml (1 Messbecher) Erwachsene und Kinder > 12 J. 3 bis 4x 10 ml (2 Messbecher) Zul.-Nr. 6733814.00.00

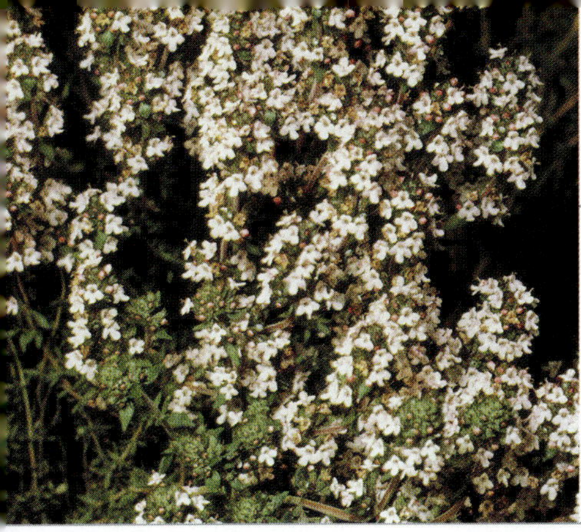

THYMIAN

Thymus

Dem aktuellen Wissensstand entsprechende Kombinationen aus T h y m i a n (Thymus) haben folgende Eigenschaften:

ZUSAMMENSETZUNG

Kombinationspräparate aus Thymian entweder mit einer anderen Ätherisch-Öl-Droge[1] oder mit einer Schleimdroge[2] oder mit einer Saponindroge[3].

- Ätherisch-Öl-Drogen[1] sind zum Beispiel Pfefferminze, Fenchel, Anis, Salbei, usw.
- Schleimdrogen[2] sind zum Beispiel Isländisches Moos, Eibisch, Huflattich usw.
- Saponindrogen[3] sind zum Beispiel Efeu, Schlüsselblume, Seifenkraut usw.

WIRKSTOFFE

Thymianpräparate werden entweder als Trockenextrakte oder als Fluidextrakte bzw. Tinkturen aus Thymiankraut und den Kombinationspartnern gewonnen. Für die Qualität des Extraktes sind die Menge der verwendeten Droge (Heilpflanze) im Verhältnis zum Extrakt (Drogen-Extrakt-Verhältnis = DEV) und das Extraktionsmittel entscheidend. Beide Angaben müssen im Beipackzettel stehen.

DOSIERUNG

Die wirksame Dosis beträgt 10 g Droge täglich, das entspricht bei Trockenextrakten – je nach Art der Herstellung des einzelnen Präparates – 1000 bis 1250 mg, bei Fluidextrakten 3 bis 6 g. Die Tagesdosis muss jeweils im Beipackzettel angegeben werden. Bei Kombinationspräparaten können auch niedrigere Dosen der einzelnen Kombinationspartner ausreichend sein.

INDIKATION

Zur Behandlung von Katarrhen der oberen Luftwege und akuter Bronchitis.
– Beim trockenen Husten sollte eine Kombination aus Ätherisch-Öl-Drogen[1] mit Schleimdrogen[2] gewählt werden.
– Beim produktiven Husten sollte eine Kombination aus Ätherisch-Öl-Drogen[1] und Saponindrogen[3] gewählt werden.
– Bei Erkrankungen der unteren Atemwege sollte ebenfalls eine Kombination aus Ätherisch-Öl-Drogen[1] und Saponindrogen[3] gewählt werden.

VERWENDUNGSZWECK

Pflanzliche Hustentropfen, Hustensaft und Hustentabletten.

GEGENANZEIGEN

Überempfindlichkeit gegen die verwendeten Arzneipflanzen oder gegen Lippenblütler.

NEBENWIRKUNGEN

In sehr seltenen Fällen Magenbeschwerden und Übelkeit oder Überempfindlichkeitsreaktionen.

WECHSELWIRKUNGEN

Keine bekannt.

ANTITUSSIVA/ EXPEKTORANTIA	Beispiele für Präparate, die gemäß Übersicht auf Seite 17 den Kategorien A oder B entsprechen:
Bronchicum® Elixir S, Lösung (Cassella-med)	Thymianfluidextrakt 1 : 2-2,5, Mischung aus 10% Ammoniaklösung, 85% Glycerol, 90% Ethanol, Wasser Primelwurzelfluidextrakt 1 : 2-2,5, 70% Ethanol Tagesdosis: Kinder von 1 bis 4 J. 6x 2,5 ml Erwachsene u. Kinder > 4 J. 4x 7,5 ml Zul.-Nr. 6534291.00.00
Bronchicum® Kapsel (Cassella-med)	Thymiantrockenextrakt 8 : 1, 70% Ethanol Primelwurzeltrockenextrakt 4 : 1, Wasser Tagesdosis: Kinder von 6 bis 14 J. 2x 1 Kapsel Erwachsene u. Kinder > 14 J. 3x 1 Kapsel Zul.-Nr. 6878903.00.00
Bronchicum® Tropfen (Cassella-med)	Thymianfluidextrakt 1 : 2-2,5, Mischung aus 10% Ammoniaklösung, 85% Glycerol, 90% Ethanol, Wasser Primelwurzeltinktur 1 : 5, 50% Ethanol Tagesdosis: Kinder von 6 bis 14 J. 3 bis 5x 25 Tropfen Erwachsene u. Kinder > 14 J. 5x 30 Tropfen Zul.-Nr. 6974127.00.00
Bronchipret® Saft TE (Bionorica)	Flüssigextrakt aus Thymian 1 : 2-2,5, Auszugsmittel gemäß DAB Flüssigextrakt aus Efeublättern 1 : 1, 70% Ethanol Tagesdosis: Kinder von 1 bis 5 J. 3x 3,2 ml Kinder von 6 bis 11 J. 3x 4,3 ml Erwachsene u. Kinder > 12 J. 3x 5,4 ml Zul.-Nr. 63908.00.00
Bronchipret® Tropfen (Bionorica)	Flüssigextrakt aus Thymian DAB 1 : 2-2,5, Tinktur aus Efeublättern 1 : 5, 70% Ethanol Tagesdosis: Kinder von 6 bis 11 J. 4x 20 Tropfen Jugendliche von 12 bis 17 J. 4x 28 Tropfen Erwachsene 4x 40 Tropfen

ANTITUSSIVA/ EXPEKTORANTIA	Beispiele für Präparate, die gemäß Übersicht auf Seite 17 den Kategorien A oder B entsprechen:
Bronchipret® TP Filmtabletten (Bionorica)	Trockenextrakt aus Primelwurzeln 6,0-7,0 : 1, 47,4% Ethanol Trockenextrakt aus Thymiankraut 6,0-10,0 : 1, 70% Ethanol Tagesdosis: Erwachsene und Kinder ab 12 J. 3x 1 Filmtablette Zul.-Nr. 6977077.00.00
Phytobronchin® Saft S Lösung (Steigerwald)	Auszug aus Thymiankraut 1 : 2-2,5, Mischung aus 10% Ammoniaklösung, 85% Glycerol und 90% Ethanol Dickextrakt aus Primelwurzeln 1-2 : 1, 55% Ethanol Tagesdosis: Kinder < 1 J. 3x 2,5 ml Kinder von 1 bis 3 J. 3x 3 ml Kinder von 3 bis 6 J. 3x 5 ml Kinder von 6 bis 12 J. 3 bis 4x 5 ml Erwachsene u. Jugendliche 4x 5 ml Zul.-Nr. 6318854.00.00

PRIMELKOMBINATIONEN

Primula veris

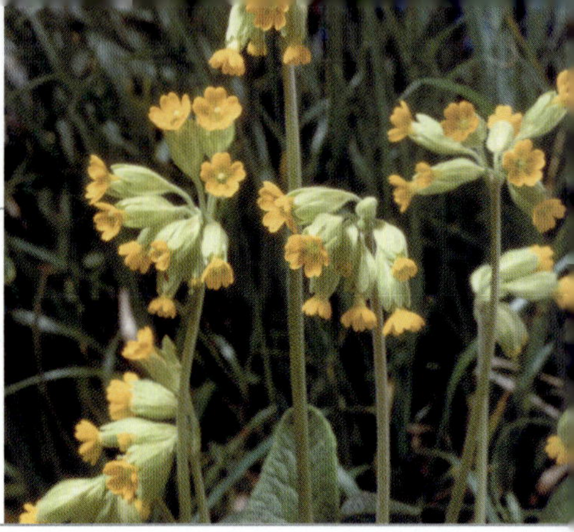

Dem aktuellen Wissensstand entsprechende Präparate aus Primelkombinationen (Primula veris) haben folgende Eigenschaften:

ZUSAMMENSETZUNG	Kombinationspräparate
WIRKSTOFFE	Pulverisierte Pflanzen oder alkoholische Auszüge aus Enzianwurzeln, Primelblüten mit Kelchen, Ampferkraut, Holunderblüten und Eisenkraut.
DOSIERUNG	In folgender Kombination beträgt die Einzeldosis – 6 bis 12 mg Enzianwurzeln – 18 bis 36 mg Primelblüten mit Kelchen – 18 bis 36 mg Ampferkraut – 18 bis 36 mg Holunderblüten – 18 bis 36 mg Eisenkraut
INDIKATION	Zur Behandlung von akuten und chronischen Entzündungen der Nasennebenhöhlen (Sinusitis). Präparate, die diese Indikation angeben, müssen eine Zulassungsnummer (Zul.-Nr.) tragen.
VERWENDUNGSZWECK	Pflanzliche Dragees, Saft und Tropfen gegen Nasennebenhöhlenentzündungen.
GEGENANZEIGEN	Überempfindlichkeitkeit gegen die Bestandteile. In Schwangerschaft und Stillzeit nur nach strenger Indikationsstellung.
NEBENWIRKUNGEN	Selten Magenbeschwerden und allergische Reaktionen.
WECHSELWIRKUNGEN	Keine bekannt.

RHINOLOGIKA

Beispiele für Präparate, die gemäß Übersicht auf Seite 17 den Kategorien A oder B entsprechen:

Sinupret® Dragees (Bionorica)

Enzianwurzel, Schlüsselblumenblüten mit Kelch, Ampferkraut, Holunderblüten, Eisenkraut, gepulvert
Tagesdosis: Kinder von 6 bis 11 J. 3x 1 Dragee
Erwachsene u. Kinder > 12 J. 3x 2 Dragees
Zul.-Nr. 34650.00.00

Sinupret® forte, Dragees (Bionorica)

Enzianwurzel, Schlüsselblumenblüten mit Kelch, Ampferkraut, Holunderblüten, Eisenkraut, gepulvert
Tagesdosis: Erwachsene u. Kinder > 12 J. 3x 1 Dragee
Zul.-Nr. 34650.01.00

Sinupret® Saft (Bionorica)

Auszug aus Enzianwurzel geschnitten, Schlüsselblumenblüten mit Kelch, geschnitten, Ampferkraut, geschnitten, Holunderblüten, gerebelt, Eisenkraut, geschnitten, 1 : 11, 59% Ethanol
Tagesdosis: Kinder von 2 bis 5 J. 3x 2,1 ml
Kinder von 6 bis 11 J. 3x 3,5 ml
Erwachsene und Kinder > 12 J. 3x 7 ml
Zul.-Nr. 6279166.00.01

Sinupret® Tropfen (Bionorica)

Auszug aus Enzianwurzel geschnitten, Schlüsselblumenblüten mit Kelch, geschnitten, Ampferkraut, geschnitten, Holunderblüten, gerebelt, Eisenkraut, geschnitten, 1 : 11, 59% Ethanol
Tagesdosis: Kinder von 2 bis 5 J. 3x 15 Tropfen
Kinder von 6 bis 11 J. 3x 25 Tropfen
Erwachsene u. Kinder > 12 J. 3x 50 Tropfen
Zul.-Nr. 34650.00.01

SONNENHUT

Echinacea

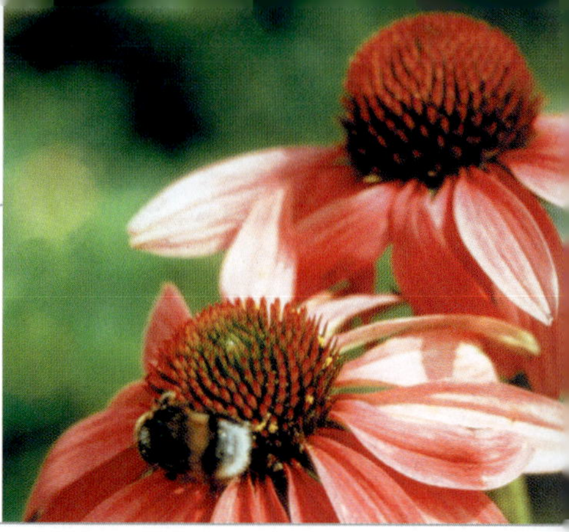

Dem aktuellen Wissensstand entsprechende Präparate aus S o n n e n h u t (Echinacea) haben folgende Eigenschaften:

ZUSAMMENSETZUNG

- Präparate aus Echinacea purpurea-Kraut
- Präparate aus Echinacea pallida-Wurzel
- Kombinationspräparate, für die es eine Zulassung nach der Richtlinie 65/65/EWG gibt (mit * angezeigt)

WIRKSTOFFE

– Aus frischem blühenden Echinacea purpurea-Kraut wird Presssaft bzw. getrockneter Presssaft gewonnen. Zur Stabilisierung des Presssaftes werden 20 Prozent Alkohol zugesetzt.
– Trockenextrakte oder Tinkturen aus Echinacea pallida-Wurzel.
Für die Qualität des Extraktes ist die Menge der verwendeten Droge (Heilpflanze) im Verhältnis zum Extrakt (Drogen-Extrakt-Verhältnis = DEV) und das Extraktionsmittel (Alkohol) entscheidend. Beide Angaben müssen im Beipackzettel stehen.
– Kombinationspräparate – alkoholische Auszüge aus Echinaceawurzel, Lebensbaum und Wurzel des Wilden Indigo.

DOSIERUNG

– Die wirksame Tagesdosis beträgt beim Presssaft 6 bis 9 ml.
– Als wirksam gelten Präparate aus Trockenextrakten, deren Tagesdosis 900 mg Droge beinhalten. Die Tagesdosis muss jeweils im Beipackzettel angegeben werden. Die Anwendungsdauer ist bei allen Formen zu begrenzen.

INDIKATION

Die Echinacea purpurea-Kraut-Präparate sind zur unterstützenden Behandlung wiederkehrender Infekte der Atemwege und der ableitenden Harnwege bestimmt. Die Echinacea pallida-Wurzel-Präparate sind zur unterstützenden Therapie grippaler Infekte bestimmt.
Die Kombinationspräparate sind zur Steigerung der körpereigenen Abwehr auch bei vorliegender Abwehrschwäche, Therapie von Atemwegsinfektionen, Begleittherapie bei Antibiotika-Behandlung und gegen Herpes simplex geeignet.

VERWENDUNGSZWECK

Pflanzliche Tropfen, Tabletten und Saft zur Abwehrstärkung.

GEGENANZEIGEN

Überempfindlichkeit gegen Korbblütler, progrediente Systemerkrankungen wie Tuberkulose, Leukosen, Kollagenosen, Multiple Sklerose, AIDS und Autoimmunerkrankungen.

NEBENWIRKUNGEN Sehr selten Überempfindlichkeitsreaktionen, Hautausschlag, Juckreiz, Gesichtsschwellung, Atemnot, Schwindel, Blutdruckabfall.

WECHSELWIRKUNGEN Keine bekannt.

IMMUNTHERAPEUTIKA	Beispiele für Präparate, die gemäß Übersicht auf Seite 17 den Kategorien A oder B entsprechen:
Echinacin® Capsetten Madaus (Madaus)	Presssaft aus frischem blühenden Purpursonnenhutkraut 31,5-53,6 : 1 Tagesdosis: Kinder von 6 bis 12 J. 2 bis 3x 1 Lutschpastille Erwachsene und Kinder > 12 J. 4x 1 Lutschpastille Zul.-Nr. 6278847.00.00
Echinacin® Liquidum Madaus (Madaus)	Presssaft aus frischem blühenden Purpursonnenhutkraut 1,7-2,5 : 1 Tagesdosis: Kinder von 4 bis 6 J. 3x 1,25 ml Kinder von 6 bis 12 J. 3x 2,0 ml Erwachsene und Kinder > 12 J. 3x 2,5 ml Zul.-Nr. 6093473.00.00
Echinacin® Saft Madaus (Madaus)	Presssaft aus frischem blühenden Purpursonnenhutkraut 31,5-53,6 : 1 Tagesdosis: Kinder von 4 bis 6 J. 3x 2,5 ml Kinder von 6 bis 12 J. 2x 5,0 ml Erwachsene und Kinder > 12 J. 3x 5,0 ml Zul.-Nr. 6381373.00.00
Esberitox® mono 100 mg, Tabletten (Schaper & Brümmer)	Getrockneter Presssaft aus frischem blühenden Purpursonnenhutkraut 31-60 : 1 Tagesdosis: 3 bis 4x 1 Tablette Zul.-Nr. 54220.00.00
Esberitox® mono Tropfen (Schaper & Brümmer)	Presssaft aus frischem blühenden Purpursonnenhutkraut 1-2 : 1 Tagesdosis: 3x 4 ml Zul.-Nr. 6433667.00.00

IMMUNTHERAPEUTIKA	Beispiele für Präparate, die gemäß Übersicht auf Seite 17 den Kategorien A oder B entsprechen:
Esberitox®, Tabletten* **(Schaper & Brümmer)**	Trockenextrakt aus einer Mischung von Färberhülsenwurzelstock : Purpursonnenhutwurzel : Blassfarbener Sonnenwurzel : Lebensbaumspitzen und -blättern (4,92 : 1,85 : 1,85 : 1), 30% Ethanol Tagesdosis: Kinder < 1 J. 3x 1 Tablette Kinder von 1 bis 6 J. 3x 1 bis 2 Tabletten Kinder von 6 bis 12 J. 3x 2 Tabletten Erwachsene und Kinder > 12 J. 3x 3 Tabletten Zul.-Nr. 60920.00.00
Lymphozil® Lutschtabletten **(Cesra)**	Trockenextrakt aus Echinacea-pallida-Wurzel 4-8 : 1, 50% Ethanol Tagesdosis: 3x 1 Lutschtablette Zul.-Nr. 6682005.00.00
Lymphozil® pro, Tabletten **(Cesra)**	Trockenextrakt aus Echinacea-pallida-Wurzel 7-11 : 1, 50% Ethanol Tagesdosis: 3x 1 Tablette Zul.-Nr. 6960071.00.00
Pascotox® Purpurea, Tabletten **(Pascoe)**	Presssaft aus frischem blühenden Purpursonnenhutkraut 31-60 : 1 Tagesdosis: 3 bis 4x 1 Tablette Zul.-Nr. 54221.00.00
Resistan® mono, Lösung **(Truw)**	Presssaft aus frischem blühenden Purpursonnenhutkraut 1,5-2,5 : 1 Tagesdosis: 3 bis 4x 3ml Zul.-Nr. 30514.00.00

WEIDENRINDE

Salix

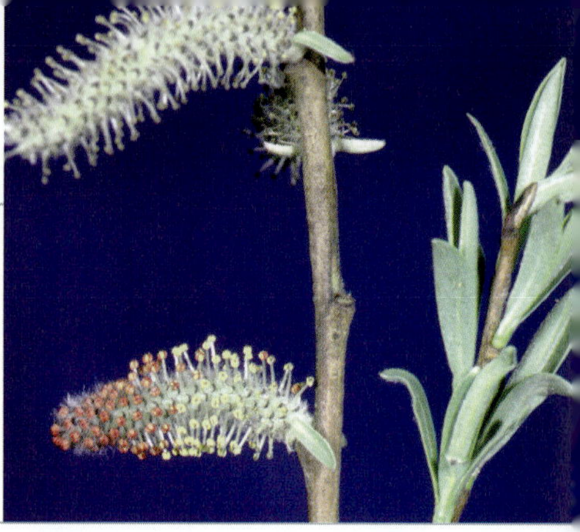

Dem aktuellen Wissensstand entsprechende Präparate aus Weidenrinde (Salix) haben folgende Eigenschaften:

ZUSAMMENSETZUNG Monopräparate aus Weidenrinde

WIRKSTOFFE Trockenextrakte aus Weidenrinde. Für die Qualität des Extraktes entscheidend ist: Die Menge der verwendeten Droge (Heilpflanze) im Verhältnis zum Extrakt (Drogen-Extrakt-Verhältnis = DEV) und das Extraktionsmittel (Alkohol und Wasser). Beide Angaben müssen im Beipackzettel stehen.

DOSIERUNG Als wirksam gelten Präparate, deren Tagesdosis 60 bis 120 mg Gesamtsalicin beinhaltet. Die europäische Monographie der ESCOP empfiehlt eine Tagesdosis von 240 mg Gesamtsalicin.

INDIKATION Rheumatische Beschwerden, Kopfschmerzen, fieberhafte Erkrankungen.

VERWENDUNGSZWECK Pflanzliche Schmerztabletten, Schmerzdragees und Schmerzkapseln.

GEGENANZEIGEN Überempfindlichkeit gegenüber Salicylaten, gegenüber Entzündungshemmern/Antirheumatika, bei Neigung zu Allergien, Asthma bronchiale, spastischen Bronchitiden. Bei Magen-Darm-Ulcera, vorgeschädigter Niere und Leberfunktionsstörungen nur nach Rücksprache mit einem Arzt.

NEBENWIRKUNGEN Selten Übelkeit und Magenschmerzen, gelegentlich Überempfindlichkeitsreaktion (Urtikaria, Erythem) und Asthma. Sehr selten anaphylaktische Reaktionen.

WECHSELWIRKUNGEN Wirkungsverstärkung von Antikoagulanzien und oralen Antidiabetika, Wirkungsabschwächung von Urikosurika.

ANTIRHEUMATIKA/ ANALGETIKA

Beispiele für Präparate, die gemäß Übersicht auf Seite 17 den Kategorien A oder B entsprechen:

Assalix®, überzogene Tabletten (Bionorica)	Trockenextrakt aus Weidenrinde 8-14 : 1, 70% Ethanol Tagesdosis: 1 bis 2x 1 Tablette Zul.-Nr. 39953.00.00
Proaktiv®, Hartkapseln (Steigerwald)	Trockenextrakt aus Weidenrinde 16-23 : 1, Wasser Tagesdosis: 2x 1 Hartkapsel Zul.-Nr. 55511.00.00

TEUFELSKRALLE

Harpagophytum procumbens

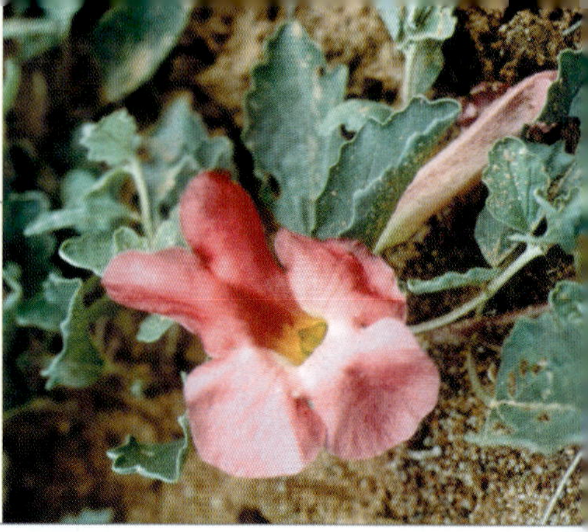

Dem aktuellen Wissensstand entsprechende Präparate aus Teufelskralle (Harpagophytum procumbens) haben folgende Eigenschaften:

ZUSAMMENSETZUNG Monopräparate aus Teufelskralle

WIRKSTOFFE Trockenextrakte aus Teufelskrallenwurzel. Für die Qualität des Extraktes ist die Menge der verwendeten Droge (Heilpflanze) im Verhältnis zum Extrakt (Drogen-Extrakt-Verhältnis = DEV) und das Extraktionsmittel (Alkohol oder Wasser) entscheidend. Beide Angaben müssen im Beipackzettel stehen.

DOSIERUNG Als wirksam gelten 4,5 g Droge pro Tag. Das entspricht – je nach Art der Herstellung – bei den alkoholischen Extrakten einer Tagesdosis von 950 bis 1500 mg Extrakt, beim wässrigen Extrakt 2200 mg.

INDIKATION Zur unterstützenden Therapie bei Verschleißerscheinungen des Bewegungsapparates.

VERWENDUNGSZWECK Pflanzliche Rheumatabletten und Rheumakapseln.

GEGENANZEIGEN Magen-, Zwölffingerdarmgeschwüre, bei Gallensteinleiden die Einnahme mit dem Arzt abstimmen. Schwangerschaft und Stillzeit. Überempfindlichkeit gegen einen der Bestandteile.

NEBENWIRKUNGEN Sehr selten gastrointestinale Beschwerden oder allergische Reaktionen.

WECHSELWIRKUNGEN Keine bekannt.

ANTIRHEUMATIKA/ ANALGETIKA

Beispiele für Präparate, die gemäß Übersicht auf Seite 17 den Kategorien A oder B entsprechen:

Matai®, Filmtabletten (Engelhard)	Trockenextrakt aus Teufelskrallenwurzel 4,4-5,0 : 1, 60% Ethanol Tagesdosis: 2x 1 Filmtablette Zul.-Nr. 39392.01.00
Pascoe®-Agil 240 mg, Filmtabletten (Pascoe)	Trockenextrakt aus Teufelskrallenwurzel 4,4-5,0 : 1, 60% Ethanol Tagesdosis: 2 bis 4x 1 Filmtablette Zul.-Nr. 39389.00.00
Rheuma-Sern®, Kapseln (Truw)	Trockenextrakt aus Teufelskrallenwurzel 1,5-2,5 : 1, Wasser Tagesdosis: 3x 2 Kapseln Zul.-Nr. 6348619.00.00
Rivoltan® Teufelskralle 480 mg, Filmtabletten (Krewel Meuselbach)	Trockenextrakt aus Teufelskrallenwurzel 4,4-5 : 1, 60% Ethanol Tagesdosis: 2x 1 Filmtablette Zul.-Nr. 39389.01.00
Sogoon®, Filmtabletten (Steiner)	Trockenextrakt aus Teufelskrallenwurzel 4,4-5,0 : 1, 60% Ethanol Tagesdosis: 2 Filmtabletten Zul.-Nr. 39391.01.00
Teltonal® 480 FT, Filmtabletten (Hexal)	Trockenextrakt aus Teufelskrallenwurzel 4,4-5,0 : 1, 60% Ethanol Tagesdosis: 2x 1 Filmtablette Zul.-Nr. 39390.01.00
Teltonal® dispers, Brausetabletten (Hexal)	Trockenextrakt aus Teufelskrallenwurzel 4,4-5,0 : 1, 60% Ethanol Tagesdosis: 2x 1 Brausetablette Zul.-Nr. 40985.00.00

BROMELAIN

Ananas comosus

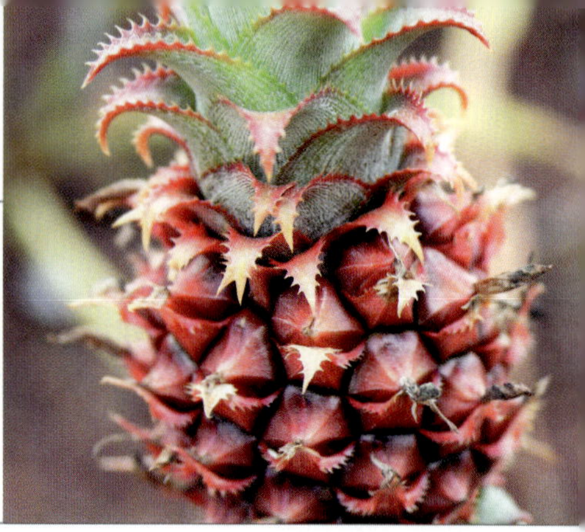

Dem aktuellen Wissensstand entsprechende Präparate aus B r o m e l a i n (Ananas comosus) haben folgende Eigenschaften:

ZUSAMMENSETZUNG Monopräparate mit Bromelain

WIRKSTOFFE Genuines Gemisch aus Bromelain A und B mit proteolytisch wirksamen Enzymen aus Ananas comosus. Für die Qualität des Extraktes ist die proteolytische Aktivität – angegeben in F.I.P.-Einheiten – entscheidend. Diese Angabe muss im Beipackzettel stehen.

DOSIERUNG Als wirksam gelten Präparate, die eine Tagesdosis von 80 bis 320 mg Bromelain, entsprechend 200 bis 800 F.I.P.-Einheiten, erreichen.

INDIKATION Akute und posttraumatische Schwellungszustände.

VERWENDUNGSZWECK Pflanzliche Tabletten gegen Schwellungen nach Traumen und Verletzungen.

GEGENANZEIGEN Blutgerinnungsstörungen, schwere Leber- und Nierenschäden, Überempfindlichkeit gegenüber Bromelain.

NEBENWIRKUNGEN Gelegentlich Magenbeschwerden, Durchfall, selten allergische Reaktionen.

WECHSELWIRKUNGEN Bei gleichzeitiger Therapie mit Antikoagulantien und Thrombozytenaggregationshemmstoffen kann es zur Verstärkung der Blutungsneigung kommen. Bei gleichzeitiger Gabe von Antibiotika kann es zur Erhöhung der Gewebespiegel des Antibiotikums kommen.

ÖDEMPROTEKTIVA

Beispiele für Präparate, die gemäß Übersicht auf Seite 17 den Kategorien A oder B entsprechen:

Traumanase®, Tabletten (Cassella-med)

40 mg Bromelain, eingestellt auf 100 F.I.P.-Einheiten
Tagesdosis: Erwachsene und Kinder > 12 J. 2 bis 3x 2 Tabletten
Zul.-Nr. 6143283.00.00

BEINWELL

Symphytum

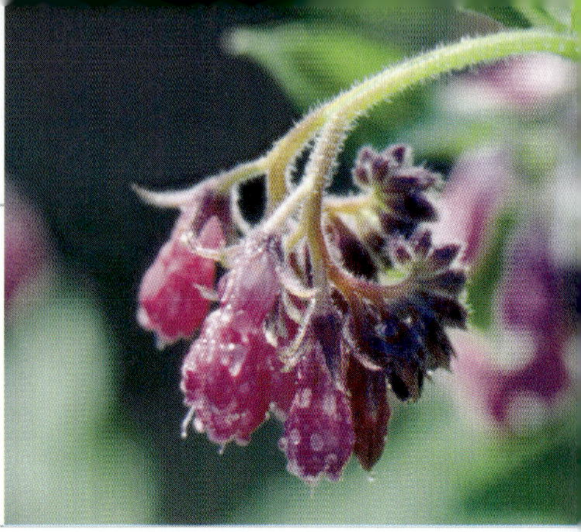

Dem aktuellen Wissensstand entsprechende Präparate aus B e i n w e l l (Symphytum) haben folgende Eigenschaften:

ZUSAMMENSETZUNG	Monopräparat aus Symphytum x uplandicum Nyman-Kraut. Monopräparat aus Symphytum officinale-Wurzel.
WIRKSTOFFE	Standardisierte Beinwellzubereitung aus frischem Presssaft und aus dem Auszug des Pressrückstandes aus Symphytum x uplandicum Nyman-Kraut. Fluidextrakt aus Symphytum officinale-Wurzel.
DOSIERUNG	Mehrmals täglich auf die Haut über dem erkrankten Gewebe auftragen, auch für einen Salbenverband geeignet.
INDIKATION	Prellungen, Zerrungen und Verstauchungen, Muskel- und Gelenkschmerzen infolge stumpfer Verletzungen.
VERWENDUNGSZWECK	Pflanzliche Salben/Creme zur äußerlichen Behandlung stumpfer Verletzungen.
GEGENANZEIGEN	Bekannte Überempfindlichkeit gegen Beinwell.
NEBENWIRKUNGEN	In sehr seltenen Fällen können Hautrötungen auftreten.
WECHSELWIRKUNGEN	Keine bekannt.

ANALGETIKA EXTERNA

Beispiele für Präparate, die gemäß Übersicht auf Seite 17 den Kategorien A oder B entsprechen:

Kytta-Plasma® f (Merck)	10 g Plasma enthalten: 3 g Beinwell-Fluidextrakt (1 : 2), 60% Ethanol Tagesdosis: Als kalte und warme Umschläge 1 bis 2x für 2 bis 4 Stunden anlegen. Zul.-Nr. 6328315.00.00
Kytta-Salbe® f (Merck)	10 g Salbe enthalten: 3,5 g Beinwellwurzel-Fluidextrakt (1:2), 60 % Ethanol. Tagesdosis: Kinder ab 3 J. und Erwachsene 2 bis 4x täglich 1,2 bis 6 g Salbe auftragen. Zul-Nr. 6328338.00.00
Traumaplant®, Creme (Cassella-med)	10 g Creme enthalten: 1 g Zubereitung aus frischem Symphytum x uplandicum-Kraut (2 – 3 : 1) [Beinwell-Zubereitung] bestehend aus: 0,4 g Presssaft aus frischem Symphytum x uplandicum-Kraut (3 – 8 : 1) und 0,6 g Auszug aus dem Pressrückstand aus frischem Symphytum x uplandicum-Kraut (3 – 10 : 1); Auszugsmittel: Ethanol 30 % (V/V). Tagesdosis: mehrmals täglich auf die Haut über dem erkrankten Gewebe auftragen. Zul-Nr. 6994242.00.00

PFEFFERMINZE

Mentha piperita

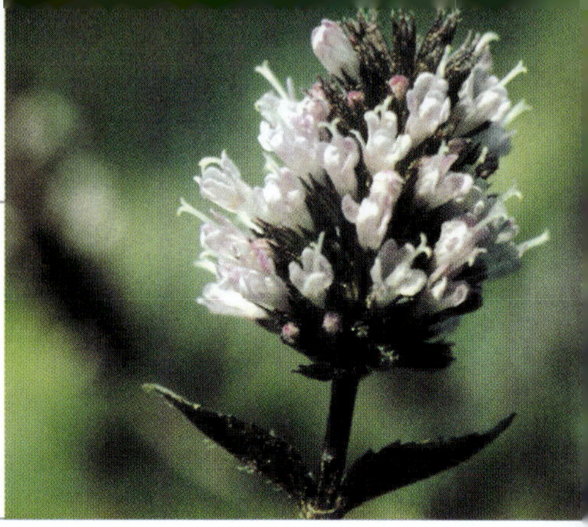

Dem aktuellen Wissensstand entsprechende Präparate aus P f e f f e r m i n z e (Mentha piperita) haben folgende Eigenschaften:

ZUSAMMENSETZUNG	Monopräparate aus Pfefferminze
WIRKSTOFFE	Standardisiertes ätherisches Öl aus Pfefferminze, in Ethanol gelöst.
DOSIERUNG	Die Pfefferminzöllösung wird gleichmäßig auf Stirn und Schläfen aufgetragen, die Anwendung kann im Abstand von jeweils 15 Minuten wiederholt werden.
INDIKATION	Zur äußerlichen Anwendung bei leichten und mittelschweren Kopfschmerzen vom Spannungstyp.
VERWENDUNGSZWECK	Pflanzliche Einreibung gegen Kopfschmerzen.
GEGENANZEIGEN	Bekannte Überempfindlichkeit oder Allergie gegen Pfefferminzöl. Bei Säuglingen und Kindern nicht anwenden, da asthmaähnliche Zustände auftreten können.
NEBENWIRKUNGEN	Bei hautempfindlichen Personen können Brennen und Rötung der Haut auftreten, in seltenen Fällen allergische Hautreaktionen.
WECHSELWIRKUNGEN	Keine bekannt.

ANALGETIKA EXTERNA

Beispiele für Präparate, die gemäß Übersicht auf Seite 17 den Kategorien A oder B entsprechen:

Euminz®, Lösung (Cassella-med)	Pfefferminzöl 10% m/m, Ethanol Tagesdosis: nach Bedarf mehrmals täglich einige Tropfen auftragen. Zul.-Nr. 39162.00.00

KAMILLE

Matricaria recutita

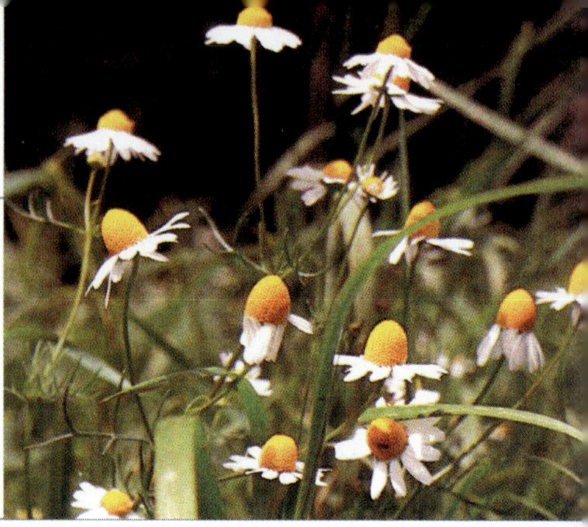

Dem aktuellen Wissensstand entsprechende Präparate aus K a m i l l e (Matricaria recutita) haben folgende Eigenschaften:

ZUSAMMENSETZUNG Monopräparate aus Kamille

WIRKSTOFFE Extrakte aus Kamillenblüten. Für die Qualität des Extraktes entscheidend ist:
– Die Menge der verwendeten Droge (Heilpflanze) im Verhältnis zum Extrakt (Drogen-Extrakt-Verhältnis = DEV) und das Extraktionsmittel (Alkohol und Wasser). Beide Angaben müssen im Beipackzettel stehen.
– Die Menge des im Präparat enthaltenen Bisabolol und Apigenin. Auch sie müssen im Beipackzettel angegeben sein.

DOSIERUNG Die Dosierung richtet sich nach den unterschiedlichen Anwendungsgebieten.

INDIKATION Entzündliche Haut- und Schleimhauterkrankungen sowie bakterielle Hauterkrankungen (z.B. Nachbehandlung offener Abszesse, eröffnete Furunkel) und infizierte Wunden.

VERWENDUNGSZWECK Pflanzliche Spülungen von Wunden und bei Hautentzündungen.

GEGENANZEIGEN Überempfindlichkeit gegenüber Korbblütlern, Verletzungen am Auge.

NEBENWIRKUNGEN Überempfindlichkeitsreaktionen sind möglich.

WECHSELWIRKUNGEN Keine bekannt. Am Auge nicht gleichzeitig mit anderen Augenarzneimitteln anwenden.

ANTIPHLOGISTIKA EXTERNA

Beispiele für Präparate, die gemäß Übersicht auf Seite 17 den Kategorien A oder B entsprechen:

Kamillin-Extern-Robugen®, Lösung (Robugen)	Auszug aus Kamillenblüten 1 : 2,0-2,8, 48% Propan-2-ol Tagesdosis: 20 bis 80 ml in Wasser verdünnt. Zul.-Nr. 6421397.00.00

STICHWORTVERZEICHNIS

STICHWORTVERZEICHNIS

PRÄPARATEVERZEICHNIS

PRÄPARATEVERZEICHNIS

NOTIZEN

NOTIZEN